colección alandar

El aguijón del diablo

Ricardo Alcántara

EDELVIVES

Dirección editorial:
Departamento de Literatura GE

Dirección de arte:
Departamento de Diseño GE

Diseño de la colección:
Manuel Estrada

Fotografía de cubierta:
Photonica

2ª edición, 24ª impresión: febrero 2019

Impresión:
Edelvives Talleres Gráficos. Certificado ISO 9001
Impreso en Zaragoza, España

ISBN: 978-84-263-4849-4
Depósito legal: Z 3583-2011

El 0,7% de la venta de este libro se destina al Proyecto «Mejora de la Calidad y oferta educativa del ciclo diversificado del Instituto Tecnológico Quiché de Chichicastenango (Guatemala)», que gestiona la ONG Solidaridad, Educación, Desarrollo (SED).

FICHA PARA BIBLIOTECAS

ALCÁNTARA, Ricardo (1946–)
El aguijón del diablo / Ricardo Alcántara. – 2ª ed., 24ª reimp.
– [Zaragoza] : Edelvives, 2019
138 p. ; 22 cm. – (Alandar ; 9)
ISBN 978-84-263-4849-4
1. Drogas. 2. Relación madre-hijos. 3. Hermanos. 4. Adolescencia.
I. Título. II. Serie.
087.5:821.134.2(899.1)-31"19"

Para Rosa María Curtó,
con mi amistad.

UNO

Gustavo se marchó dando un portazo y Joaquina quedó como clavada en medio de la sala. En su cabeza resonaban, con tal fuerza que le hacían daño, las palabras de su hijo: «¡Vete a la mierda! ¡Déjame en paz!».

Joaquina estaba desconcertada, incapaz de adivinar qué sucedía. Todo aquello era demasiado incomprensible para ella. De repente su vida se había complicado tanto que por momentos sentía la necesidad de gritar de impotencia. Pero claro, no lo hacía; ¿qué dirían los vecinos si la oyeran chillar como una loba rabiosa?

Inmóvil en medio de la sala, notaba que las piernas le temblaban. «Cuando venga Ramón hablaré con él. Esto no puede seguir así», se dijo, aunque en realidad le daba cierto reparo explicarle a su marido lo que sucedía; él era tan drástico... No sabía qué hacer. A pasos lentos se encaminó a la cocina.

Abrió la nevera y, tras echar una ojeada, decidió que aunque no fuese domingo haría canelones. Eso la mantendría entretenida un buen rato y mientras estuviera guisando no pensaría en otra cosa. Además, los canelones eran el plato preferido de Gustavo.

Claro que a Fernando también le gustaban. «Pobre hijo, con los dolores de cabeza que me causa el otro, casi no me ocupo de él», se dijo.

Meneó la cabeza, resignada. Encendió la radio y se puso a la tarea. Cuando tenía la fuente lista para meterla en el horno, llamaron a la puerta.

«¡Debe de ser Gustavo que con las prisas ha olvidado sus llaves!», pensó esperanzada, y corrió hacia la puerta. Pero no era Gustavo quien llamaba sino su vecina Martha, que vivía en el mismo rellano, en el quinto tercera.

—Hola, querida, cada día estoy más despistada —dijo al entrar—. ¡Soy un caso perdido! Fíjate que iba a hacer una tortilla y no tengo huevos. ¿Me podés prestar un par? Es para no tener que bajar a comprar con esta facha, ¿entendés?

—Pasa.

—¡Oh, qué bien huele! ¿Qué estás haciendo?

—Canelones.

—¡Qué ingeniosa, che! Me parece muy ocurrente celebrar el domingo en medio de la semana. O festejar las navidades en mayo o en julio, siempre y cuando te hagan algún regalito, ¿no te parece?

—Yo...

—Pero, ¿qué te pasa? No sé..., ¡te noto muy desanimada!

—No, nada...

—El que nada no se ahoga, querida, y a vos te pasa algo. Desembuchá que soy toda oreja.

Joaquina aspiró hondo. Dudaba. Pensaba que desahogándose con Martha quizá conseguiría un poco de alivio, y que hablar del asunto tal vez la ayudase a ver las cosas más claras. Pero... «No, la ropa sucia se lava en casa», se dijo finalmente, desviando la mirada.

—Vamos, mujer, no te hagas de rogar —insistió Martha—. Acaso no sabés que con la boca cerrada no se llega a ninguna parte. En mí podés confiar, soy una tumba.

—No ha pasado nada. Es lo de siempre, los problemas de cada día, las discusiones con los hijos...

—Los hijos, siempre los hijos. Te preocupás demasiado por ellos —dijo sentándose en una silla de la cocina.

«¿Cómo no voy a hacerlo, si son la cosa más importante de mi vida?», se preguntó Joaquina azorada.

—¿Querés que te haga una confidencia? Creo que me alegro de no haberlos tenido. Y no es que me guste estar sola... Pero los hijos son un quebradero de cabeza. Te lo digo yo, ¡que también fui hija!

—Siempre tienes una broma a punto.

—¿Sabés por qué? Porque cuando hablo demasiado en serio siento unas cosquillitas aquí, en el estómago. ¡Y son de feas! Más feas que un susto a medianoche.

En aquel momento se abrió la puerta. Joaquina se giró rápidamente. Confiaba en que fuera Gustavo que venía a comer. Pero no, era Fernando que volvía del instituto.

—Hola —le dijo y, sin quererlo, en su rostro apareció un cierto desencanto. A Fernando no se le pasó por alto y, aunque de buena gana hubiese preguntado qué sucedía, no soltó palabra. Era muy tímido y reservado, difícilmente se animaba a pronunciar el sinfín de preguntas que acudían a su cabeza. Dejó la mochila sobre la mesa y respondió un tanto cohibido:

—Hola.

Martha se incorporó casi de un salto y, llevándose las manos a la cabeza, exclamó:

—¡Es tardísimo! Hoy tengo que entregar un vestido y todavía me falta coserle el ruedo. Querida, dame los huevos, ¿querés? Mañana, sin falta, te los devuelvo.

Poco después, cuando se disponía a marcharse toda apresurada, con los huevos en la mano, se encaró con Fernando y le dijo:

—A ver si se portan bien ustedes dos y no hacen rezongar a la mamá. La pobre no gana para disgustos. ¡Adiós!

Fernando sintió un escalofrío y se le puso la piel de gallina. «¿Ya lo habrán descubierto?», se preguntó con el corazón en vilo. «¡Menudo follón se organizará si saben algo! Papá es capaz de zurrar a Gustavo hasta dejarlo morado.» Y en su afán de averiguar algo se dirigió a la cocina.

—Mamá, ¿puedo ayudarte? —le preguntó a media voz.

Joaquina no lo había oído acercarse y se sobresaltó tanto que estuvo a punto de dejar caer la jarra que tenía en las manos. Era evidente que estaba echa un saco de nervios. Haciendo lo imposible por serenarse, respondió:

—Pon la mesa.

Apoyada contra el fregadero lo siguió con la mirada y, aunque no tenía por costumbre compararlos, no pudo menos que reconocer: «Son tan diferentes. Fernando, tan dócil, apocado, de pocas palabras... Es el que más se parece a mí. En cambio Gustavo es un calco de su padre. Vaya carácter. Y a medida que crece está cada vez peor. Ya no sé qué voy a hacer con él».

—Mamá, ¿cuántos platos pongo?

—Tu padre no vendrá.

Fernando calló, indeciso, aunque por fin se atrevió a preguntar:

—¿Y Gustavo?

—No lo sé, fue a estudiar con unos compañeros —mintió ella—. Pónselo por si acaso se presenta a comer.

Pero Gustavo no apareció, ni siquiera llamó para avisar que no iría. Una vez terminada la comida, Fernando regresó al instituto. Y Joaquina, cosa que no era habitual en ella, sin ánimos de meterse en la cocina a lavar los platos, se sentó junto al teléfono a hojear una revista.

Trataba de concentrarse en la lectura, pero lo cierto es que no se enteraba de lo que leía. Hasta que a media tarde finalmente el teléfono despertó de su letargo con un estridente «¡riiiing!» Joaquina lo cogió con premura.

—¿Sí?

—Buenas tardes, ¿familia Costa?

—Así es.

—Llamo del instituto Varela. ¿Usted es la madre de Gustavo?

—Pues sí...

—Quisiéramos hablar con usted lo antes posible. ¿Cuándo podría pasar por aquí?

Joaquina no sabía qué responder. «Hoy... Mañana... Nunca...» No había acabado de decidirse, cuando la voz la apremió:

—Sería preferible que viniera esta misma tarde. ¿Le va bien a eso de las siete?

Joaquina trató de buscar una excusa para convencerse a sí misma de que aquella tarde no podía ir, que tendrían que dejarlo para más adelante. Pese a su empeño, no encontró ningún argumento válido que le impidiera asistir a tan inesperada convocatoria, por lo que no tuvo más remedio que aceptar.

—Bien, a las siete.

Era evidente que las novedades no iban a ser precisamente buenas, y sólo le quedaba por averiguar cuán malas serían. Consultó su reloj y vio que no le sobraba mucho tiempo.

Se cambió, y cuando se disponía a salir, instintivamente se caló sus gafas de sol oscuras. Al cerrar la puerta tras de sí, se sintió tan desamparada como aquella vez que, siendo una niña, se perdió en la playa en medio del gentío. Claro que en esa ocasión pronto encontró una mano amiga que la acompañó, pero ahora...

En aquel preciso momento Martha abrió la puerta de su casa. Joaquina oyó cómo se despedía de la clienta y le decía:

—Ya verás, ¡vos vas a ser la más linda de la fiesta! Y si las otras, muertas de envidia, te preguntan quién te hizo el vestidito, les das mi dirección, ¿eh? No te olvidés. ¡Chau, con esa pinta destrozarás corazones, te lo juro!

—Adiós —se despidió la otra, y se marchó escaleras abajo con el prometedor vestido entre los brazos. Sólo entonces se percató Martha de la presencia de Joaquina, y mirándola de arriba a abajo, exclamó:

—¡Qué elegancia, che! ¿Te vas a ligar o qué?

—Ay, Martha, ¡qué ocurrencias! Cualquiera diría que soy de ésas.

Entonces, Martha se echó la melena sobre la cara, entornó los párpados y, al tiempo que simulaba fumar, empezó a canturrear con bastante sorna:

Esa oscura clavelina
que va de esquina en esquina
volviendo atrás la... cabeza.

Y, ¡zas, otro golpe de melena!

—Eres increíble —dijo Joaquina.

—Cuánta razón tenés, querida. ¡Si ni yo misma me creo! —y se rió de buena gana, pues le costaba muy poco festejar sus propias ocurrencias. Luego, acercándose a ella, le preguntó en tono cómplice—: Y... ¿me podés decir entonces adónde vas?

—Al instituto de los chicos. Me han llamado, parece que quieren hablar conmigo —y, casi en seguida, sin pensárselo dos veces, le sugirió—: ¿Podrías acompañarme?

—No sé, no sé... Mirá, a mí eso de los institutos, de las escuelas y de los libros nunca se me dio muy bien. Pero, bueno, tratándose de vos haré un esfuerzo. Entrá, esperáme un segundito que me pongo mona y salimos.

Para ponerse mona se pintó los labios, se alborotó la melena y se perfumó generosamente.

—¡Bomboncito! —exclamó mirándose en el espejo y, mientras se dirigía hacia donde estaba Joaquina, que la miraba atónita, explicó—: Si yo no me digo algún piropo de vez en cuando, no me lo dice nadie. Hay que ver, ¡qué sosos se han vuelto los hombres, ya no te sueltan una frase agradable ni aunque los matés!

Y se fueron caminando del brazo.

Durante el trayecto Martha no cesó de hablar, mientras Joaquina la observaba admirada, pues en realidad ella era mujer de pocas palabras. Nunca había sido una gran conversadora, y con el tiempo se había vuelto aún más parca, quizá porque no disponía de muchas ocasiones para charlar a gusto. Con su marido casi no hablaba, no porque estuvieran enfadados, sino..., porque se habían acostumbrado a convivir en silencio, comentando lo indispensable. En cambio Martha era una fuente inagotable de palabras.

—No lo dudés, en cuanto llegue a casa me tumbo en el sofá con las piernas en alto y me aplico una buena mascarilla. Las hay que son casi milagrosas —explicaba Martha divertida, en el momento en que llegaron ante el instituto—. Así esta noche estaré como una rosa y podré ir al baile. Qué querés que te diga, ¡no hay nada como mover el esqueleto al compás de la música! Sobre todo si estás entre los brazos de un apuesto caballero. Mmmm...

—Ya hemos llegado... —le advirtió Joaquina para que callara.

—Mirá vos, qué escuela más linda. Con una escuela así hasta a mí me darían ganas de estudiar —pero se apresuró a aclarar—: Es un decir, ¿me entendés, querida?

Joaquina no respondió, limitándose a asentir con la cabeza. Se adelantó un poco y se dirigió al conserje:

—Buenas tardes, estoy citada con la tutora de Gustavo Costa.

Como el hombre ya estaba avisado, las condujo sin demora hasta una pequeña sala en el primer piso. En aquel momento Joaquina sintió deseos de pedirle a Martha que aguardara afuera. Mas luego consideró que no sería demasiado amable de su parte, y permaneció quieta y en silencio.

Martha, en cambio, no hacía más que husmear por todas partes. Al verla, cualquiera diría que estaba allí con la intención de comprar el instituto, dada su manera de examinar cada uno de los detalles. Pero cuando se presentó la tutora, corrió a sentarse junto a Joaquina.

La tutora también se sentó y, aunque se esforzaba en sonreír, Joaquina presintió que las noticias serían más alarmantes de lo que esperaba. Cruzó las piernas y apretó el bolso contra el pecho. Hacía años que no rezaba, pero mientras aguardaba las primeras palabras, a su manera le pidió a Dios que le echara una mano.

La tutora rompió finalmente el silencio:

—Me decidí a llamarla por teléfono en vista de que usted no respondía a mis notas.

—¿Qué notas? Gustavo no me ha entregado ninguna nota —se disculpó rápidamente Joaquina toda azorada.

—Las últimas se las hice llegar a través de Fernando —explicó la tutora.

Joaquina tuvo la sensación de que el suelo se movía bajo sus pies. «Tampoco puedo confiar en Fernando...», se dijo.

Permanecieron las dos calladas, evitando mirarse a los ojos. Y Martha, a quien este tipo de situaciones le daban tanto miedo como las películas de terror, sin saber qué hacer para estarse quieta, preguntó:

—¿Puedo fumar?

—Sí, claro. Aquí tiene un cenicero.

Con bastante esfuerzo, Joaquina consiguió reunir el coraje suficiente como para preguntar:

—¿Qué sucede, pues?

—Hace tiempo que Gustavo no aparece por la escuela. Tiene el curso perdido. Y por si esto fuera poco, sus compañeros me han comentado que últimamente lo han visto con gente... poco recomendable.

—¡Dios mío! —exclamó Joaquina con voz lastimera—, ¿qué voy a hacer con este chico?

La tutora no respondió, quizá consideró que eso ya sería meterse demasiado en un terreno que no era de su incumbencia. Quien no dudó en hacerlo fue Martha, que con el cuello erguido, sentenció:

—Pero, ché, tenés que hablar con él en seguida. ¿No ves que mañana puede ser demasiado tarde? Y tenés que decírselo al padre. No se lo podés ocultar.

—Sí, eso haré —murmuró Joaquina mientras se incorporaba. Y, luego de despedirse, se marcharon.

Durante el camino de regreso, Martha tampoco dejó de hablar. Pero entonces Joaquina no la escuchaba, tal era su desconcierto y tan grande su desazón. Y al llegar al rellano, se apresuró a despedirse:

—Gracias por acompañarme. ¡Adiós!

—No tenés nada que agradecerme: hoy por vos y mañana por mí —aclaró Martha; entonces cada una entró en su casa. Martha corrió a prepararse la mascarilla y, cuando se la hubo aplicado, se tumbó en el sofá.

Mientras tanto, Joaquina aguardaba con impaciencia a que llegara Gustavo. Estaba decidida a coger el toro por los cuernos antes de que fuera demasiado tarde. Hablaría con su hijo cara a cara y le sacaría la verdad. Pero Gustavo no aparecía y ella sentía que los nervios se la comían viva.

Fernando apareció a la hora de costumbre. Aún lucía las mejillas encendidas y una gran sonrisa le iluminaba la cara: ¡es que ya no era suplente en el equipo de fútbol, acababan de nombrarlo titular! Y eso que aún no había cumplido los dieciséis años.

Durante el camino había planeado que, nada más entrar en casa, soltaría a los cuatro vientos la buena noticia. Pero, al verlo, sin darle tiempo a abrir la boca, Joaquina se abalanzó sobre él. Incapaz de controlar sus palabras ni su tono de voz, empezó a increparlo:

—¿Se puede saber por qué no me entregaste las notas que te dieron en el instituto? Tú sabías que Gustavo no iba a clase, ¿por qué no me lo has dicho?

Fernando bajó la cabeza. Sabía que tarde o temprano ese día llegaría y se había hecho firme propósito de mantener la boca cerrada. Jamás delataría a su hermano. Se lo había prometido y estaba decidido a cumplir su palabra. Habían estado siempre muy unidos y ahora no lo dejaría en la estacada. Con lo mal que lo estaba pasando, sólo le faltaba que también él le fallase.

En vista de que de nada servía insistir, Joaquina le ordenó que se fuera a su habitación. Como tenía por costumbre, Fernando obedeció sin rechistar. Entonces, sentado sobre la cama con las piernas encogidas, esperó, preguntándose cómo acabaría todo aquello.

Pero esperar de brazos cruzados se le hacía tan insufrible, que por fin se incorporó decidido a colocar en la pared el nuevo póster de Saviola: su ídolo.

Fernando confiaba en que con el tiempo sería tan buen jugador como él y eso le hacía soñar con los ojos abiertos.

Estaba concentrado en la tarea cuando, al cabo de un rato, oyó ruido de ollas y platos, por lo que adivinó que su madre preparaba la cena. Poco después oyó entrar a su padre.

—Hola —dijo Ramón con voz cansada, y sin más se dejó caer en el sofá.

Casi en seguida Joaquina le acercó las zapatillas y un vaso de vino, y regresó a la cocina.

Ramón no reparó en la expresión de su rostro, que a ojos vistas delataba su estado de ánimo. Sólo a la hora de la cena, al estar sentados los tres frente a frente, notó que sucedía algo raro, pues nadie decía ni pío.

—¿Se puede saber qué pasa? —preguntó, aunque sin demostrar demasiado interés.

Y de un tirón, pues de otra forma no hubiera sido capaz, Joaquina le explicó toda la historia.

Ramón dio tal puñetazo sobre la mesa que hizo saltar los platos, y echando atrás la silla se incorporó furioso, al tiempo que exclamaba:

—Me rompo el alma trabajando para ellos y así me lo pagan. Pues si no le gustan los estudios, tendrá que trabajar. En casa no quiero vagos.

—Tal vez deberíamos darle otra oportunidad —intercedió Joaquina, a sabiendas de que cuando Ramón tomaba una decisión luego era más duro que una piedra y difícilmente cambiaba de idea.

—Cállate. Tú eres más blanda que el agua y sólo has sabido malcriarlos. ¡Pero mira lo que has conseguido con ello! Déjalo de mi cuenta, me ocuparé de él y si lo que necesita es mano dura, la tendrá. Puedes estar segura de ello.

Y como no quería seguir hablando del asunto, se encerró en su habitación. Después de recoger la mesa, Fernando hizo otro tanto.

Joaquina se quedó sola. Deseaba que Gustavo la encontrara levantada. Pero se hicieron las tantas sin que apareciera y, al final, no tuvo más remedio que ir a acostarse.

Ya en la cama, le era imposible conciliar el sueño. Daba vueltas para un lado y para el otro y... nada. Siempre sucedía lo mismo, hasta que no lo oía regresar estaba con el corazón en vilo.

Finalmente, a altas horas de la madrugada, lo oyó llegar. Entonces respiró con alivio y, casi sin darse cuenta, se durmió. Estaba francamente agotada.

DOS

Joaquina durmió poco y mal; toda la noche tuvo pesadillas. Se despertó sobresaltada, con el cuerpo dolorido, y aunque ya tenía los ojos abiertos, seguía escuchando gritos, como si los malos sueños continuaran.

Sin alcanzar a comprender qué sucedía, se incorporó ligeramente apoyándose en los codos. Entonces oyó la voz de su marido. Al parecer estaba hablando con Gustavo, y lleno de cólera le decía:

—Hablaré con Evaristo y, si no tiene inconveniente, mañana mismo irás a trabajar a su taller. Ya verás lo que es bueno. ¡Y pobre de ti si me viene con alguna queja!

No bromeaba; Joaquina lo sabía muy bien. Poco después oyó que se acercaban los pasos de Ramón, y rápidamente volvió a deslizarse bajo las mantas para fingir que dormía. No quiso abrir los ojos hasta que oyó que su marido se marchaba a su trabajo y que Fernando salía rumbo al instituto. Sólo entonces se levantó.

Preparó café, calentó la leche y cuando tenía todo a punto llamó a Gustavo para que viniera a desayunar. Pero éste no respondió, ni siquiera asomó la nariz para ir al lavabo. Estaba encerrado en su habitación.

«No lo entiendo, de verdad que no lo entiendo», se decía Joaquina. Y al sentir que si continuaba entre aquellas cuatro paredes no tardaría en ponerse a llorar; decidió bajar a hacer la compra.

Fue al mercado, a la carnicería, a la panadería... ¡y regresó cargada como una burra!

Mientras hacía equilibrios con las bolsas y los paquetes para meter la llave en la cerradura, Martha, que la había oído llegar, salió a su encuentro para devolverle los huevos.

Tenía tal cara de sueño que no hacía falta mirarla dos veces para darse cuenta de que acababa de levantarse. Aún llevaba la bata y las zapatillas.

—Buenos días, querida —dijo entre sonrisas—, anoche bailé desde las once hasta las tres. ¡Cómo me duelen los pies!

—Si me ayudas a llevar esto, te invito a café —le propuso Joaquina, señalando un par de bolsas que había dejado en el suelo, y abrió la puerta.

—¡Encantada! —aceptó Martha y, tras guardarse los huevos en el bolsillo para que no se rompieran, cargó las bolsas y siguió a Joaquina hasta la cocina. Mientras ésta preparaba el café, Martha siguió contándole lo de la noche anterior.

—¿Sabés quién estaba en el baile?; pues don Cayetano, el carnicero.

—¿Te invitó a bailar?

—¡Qué va!, ni se me acercó. Se hace el distraído, ¿sabés?, como si no me viera. ¡Por mí...! No tengo ningún interés en bailar con ese pelado gordinflón —y al recordar que el marido de Joaquina estaba bastante regordete y le quedaba muy poco cabello, se apresuró en aclarar—: ¡Perdonáme, mirá que no era ninguna indirecta en contra de Ramón!

—Ni se me pasó por la cabeza...

—Bueno, mejor así —respiró aliviada—. Te sigo con los *chimentos*. Volviendo a don Cayetano...

Pero se interrumpió de nuevo, puesto que al parecer tocaban el timbre de su casa. Aunque a aquellas horas no esperaba a ninguna clienta, por si acaso se asomó. En efecto, alguien llamaba a su puerta: era el cartero.

—Buenos días, simpático —lo saludó ella.

—Buenos días —respondió él—. Le traigo una carta certificada.

La carta era de la Jefatura Superior de Policía y en ella le comunicaban que le habían denegado el permiso de residencia que había solicitado, instándola a presentarse en las dependencias con la mayor brevedad posible para regularizar su situación.

—¡Pero, che, no hay derecho! —se quejó Martha—. Les llevé todos los papeles que me pidieron, un montón así, no te exagero, y otra vez me niegan el permiso. No es justo que nos basureen de esta manera.

—¡Mujer, no te lo tomes tan a la tremenda! Quizá hay algún modo de solucionarlo.

—Te juro que si mi país no estuviera hundido en la miseria, hoy mismo hacía las valijas y me volvía, aunque fuera con la frente marchita, como decía Gardel. ¡Qué asco!

—¿Cuándo piensas presentarte?

—¡Y yo qué sé!

—Si quieres, te acompaño —se ofreció Joaquina.

—Qué buena sos. Vos sí que sos una amiga.

—Nada de eso, hoy por ti y mañana por mí. ¿Ya no te acuerdas?

—¡Qué memoria de elefante tenés, te felicito! —y tras una pausa, agregó—: Si querés, vamos mañana. Cuanto antes mejor. Tengo un julepe que hasta me tiemblan las piernas.

—Vale, quedemos para mañana. Y después nos vamos a tomar algo por el centro —propuso Joaquina ilusionada, como si se tratara de una gran salida.

—¡Macanudo! —exclamó Martha, y quedaron de acuerdo para las nueve.

Martha terminó el café y regresó a su casa. Entonces Joaquina empezó a preparar la comida. Cuando Fernando llegó del instituto ya estaba a punto y la mesa puesta.

—Dile a tu hermano que venga a comer —le pidió Joaquina.

Fernando salió como una flecha hacia la habitación de Gustavo, pero regresó poco después. Con las manos en los bolsillos y la cabeza gacha, como si acabaran de echarle un jarro de agua fría, dijo a su madre:

—No quiere venir.

«Tendría que dejarlo sin comer para ver si así aprende», se dijo Joaquina. Pero en vez de ello le preparó una bandeja y Fernando se la llevó.

Ellos dos comieron mirando la tele y luego Fernando regresó al instituto. Joaquina no se movió de casa en toda la tarde, confiando en que en algún momento Gustavo abandonaría la habitación. Pero nada.

Varias veces estuvo tentada de ir a llamar a su puerta para exigirle que le explicara lo que sucedía y preguntarle por qué se comportaba como si fueran enemigos. Ella no le había hecho nada. ¿Por qué la trataba así?

Despacito, se encaminaba hacia su habitación, llegaba incluso a tocar el picaporte con la punta de los dedos, pero, en el último momento, le faltaba coraje para dar el siguiente paso. Así una y otra vez...

Aquel día Ramón se presentó antes de lo acostumbrado. Tampoco su aspecto era el habitual, se le veía más crispado, con el gesto adusto.

—¿Dónde está ese desvergonzado? —quiso saber.

—En su habitación. No se ha movido de allí en todo el día —le explicó Joaquina, y tratando de defenderlo añadió—: Se nota que está arrepentido.

—He hablado con Evaristo y el lunes a las siete lo espera en su taller. Pero si allí no se comporta como es debido, lo echaré de casa con una buena patada en el trasero.

Joaquina no se sintió con fuerzas ni para responder. Sabía que si abría la boca él descargaría toda su furia contra ella. En silencio le acercó la botella de vino y las zapatillas y luego regresó a la cocina.

Temía por lo que podría suceder si Ramón llamaba a Gustavo para que viniera a cenar y el chico se negaba. Por fortuna no sucedió así. En cuanto Fernando llegó, se sentaron a la mesa y nadie mencionó el nombre de Gustavo, como si de común acuerdo hubieran decidido silenciarlo.

Luego, al acabar, se sentaron frente a la tele y allí permanecieron, callados y bostezando de tanto en tanto, hasta que el sueño fue más fuerte que ellos. Entonces decidieron irse a la cama.

Mientras con una mano se rascaba la cabeza, dirigiéndose a su mujer, Ramón dijo:

—Toma —y le tendió el dinero para la compra de la semana como si de una limosna se tratara.

Joaquina iba a guardarlo en el armario, junto con el resto, pero luego pensó que si al día siguiente iba al centro podría necesitarlo, y acabó por meterlo en el monedero.

Se sentía tan cansada que creyó que aquella noche no le costaría demasiado dormir. Pero en cuanto puso la cabeza en la almohada el sueño se esfumó como por encanto. Y eso no era lo peor; lo más grave eran los terribles pensamientos que le venían sin que pudiera evitarlo.

En medio de la noche escuchaba el reloj de la sala y los ronquidos de Ramón, pero de pronto también oyó una puerta que se abría lentamente.

«Es Gustavo, seguro que ya no puede aguantar más y va al lavabo», se dijo, y el hecho incluso le pareció divertido.

En efecto, Gustavo se encaminó hacia el lavabo, se aseó un poco e instantes después ganó la puerta de la calle y se marchó.

«¡Virgen santa!, si Ramón se entera lo mata», exclamó Joaquina para sus adentros.

Ya no pudo pegar ojo y cada vez que el reloj marcaba las horas o las medias, su desasosiego aumentaba. Hasta que muy de madrugada lo oyó regresar.

Gustavo se encaminó con tal rapidez a su habitación que, seguramente a causa de las prisas, tropezó con la mesa del comedor.

Joaquina giró la cabeza hacia su marido, temiendo que se hubiera despertado con el ruido; mas no, continuaba profundamente dormido. Se despertó poco después, cuando el despertador sonó a la hora de siempre.

Joaquina permaneció bajo las mantas, y no se movió hasta oírlo marchar. Entonces se levantó. Lo cierto es que no tenía ganas de ver a nadie ni de hablar con nadie y hubiera preferido no salir de casa, pero ya le había prometido a Martha que la acompañaría y le parecía feo volverse atrás.

A las nueve en punto, tal como habían quedado, Martha pasó a recogerla y sin pérdida de tiempo salieron a la calle en dirección al metro.

Éste las dejó bastante cerca, sólo tuvieron que andar un par de travesías hasta llegar a la Jefatura. Ante la puerta había una considerable cola de personas de los más diversos países. Después de pedir la vez, Martha se volvió hacia Joaquina y poniendo los ojos en blanco, indicó:

—Te lo digo por experiencia, ahora armáte de paciencia, pues tendremos que esperar.

¡Vaya si tuvieron que esperar!, pero finalmente les llegó el turno. Entonces Martha, sin olvidarse de sonreír, presentó la carta que había recibido a la mujer que atendía detrás del mostrador.

La funcionaria consultó unos papeles y luego, regresando junto a Martha, le pidió el pasaporte. Ante el desconcierto de ésta, le estampó un sello con tinta roja. Y, al tiempo que le devolvía el documento, le advirtió:

—Tiene tres meses de plazo para regularizar su situación; de lo contrario, deberá abandonar el país.

Martha se quedó sin poder articular palabra. Se llevó una mano al estómago tratando de mitigar los espasmos que la torturaban y finalmente, con voz airada, consiguió decir:

—Pero si yo solicité el permiso con todos los papeles en regla, un cacho así de papeles. ¿Por qué me lo niegan, eh? ¿Querría usted tener la gentileza de decírmelo?

—Con mucho gusto —respondió la otra—. Ya no se otorgan permisos para trabajadores por cuenta propia como modista, empleada doméstica o modelo.

—¡Vaya gracia! ¿Y al que se le ocurrió una idea tan brillante, de tanto pensar no se le fundieron los plomos? ¿No? Hay que ver lo inteligentes que son algunos. Ahora estará contento como un cascabel, ¿no?

—Eso tendría que preguntárselo a él —replicó la mujer, a punto ya de perder la paciencia.

—Si supiera dónde encontrarlo... —masculló Martha, y después agregó—: Bueno, vamos al grano. ¿Qué necesito para que me concedan el dichoso permiso de residencia?

—Que una empresa le haga un contrato de trabajo, tener dinero en el banco o estar casada con un español.

—Ah, ¿y el español ha de ser rubio o moreno? —preguntó Martha con rabia.

La otra hizo como si no la hubiera oído y se dispuso a atender al siguiente. Martha estaba tan furiosa y escandalizada que de buena gana hubiera soltado un saco de improperios allí mismo, pero, a causa de los nervios, no se le ocurrió ninguno que fuera lo suficientemente bueno para la ocasión. Así es que dio media vuelta y se marchó a grandes zancadas.

Joaquina corrió tras ella. Cuando la alcanzó, la cogió del brazo y, andando ya como personas civilizadas, se metieron en un bar. Una vez sentadas, Martha se apresuró a encender un cigarrillo, y Joaquina le preguntó con voz calma:

—¿Qué piensas hacer ahora?

—¡Reírme para no llorar! ¡Ja, ja! —entonces desvió la mirada hacia la ventana y, casi en seguida, añadió—: Lo tengo negro, querida, ¡muy negro!

—¿Tú crees? ¿No habrá alguna solución?

—¿A vos te parece que a mi edad voy a conseguir trabajo?; pero si hay miles de jovencitos desocupados y yo soy más vieja que Matusalén. Y lo de la plata, si te dijera lo que tengo, entonces la que se pondría a reír serías vos. ¿Y casarme? Bueno, puedo dar voces en el barrio, igual así engancho a un solterón con ganas de llevarme ante el altar. Pero mejor dejáme ser pesimista. Si no lo conseguí en cuarenta y pico años, ¿a vos te parece que ahora podré hacerlo en menos de tres meses?

—Yo tengo unos ahorrillos, si con ellos puedes hacer algo... —ofreció Joaquina un tanto cohibida.

—Ah, ¡me emocionás! ¡Sos oro en polvo, te lo juro con la mano en el corazón! Pero no me servirían de nada, ¡en serio, che! Cuando hablan de dinero en el banco se refieren a millones. ¡Millones!, ¿me entendés?

Joaquina asintió con la cabeza y en aquel momento tuvieron que interrumpir la charla, pues se presentó el camarero para preguntarles qué deseaban. Joaquina pidió un café largo, y Martha:

—Un café con leche y una porción de torta de manzana y... y otra de aquélla de chocolate —después, acercándose a Joaquina, le explicó—: Es que los nervios me abren el apetito, ¿qué querés que le haga? Cada cual es como su madre lo hizo.

Se lo comió todo en un santiamén y, cuando acabó, parecía algo más reconfortada. Joaquina estaba tentada de proponerle ir a dar un paseo por el centro. Hacía años que no paseaba por allí. Pero luego consideró que Martha no estaría de humor y optó por no decirle nada. Quizá sería mejor regresar a casa. Entonces, echando mano a su monedero, dijo categórica:

—Hoy convido yo.

—¡Pero, che, me mimás como si fuera una nena chica! —y, tras pensarlo un momento, agregó—: ¿Sabés qué te digo?; me gusta que me mimen, ¡pagá! Pero ojito, ¿eh?, el próximo día pago yo.

«De acuerdo», iba a contestar Joaquina, mas no fue capaz. Pálida, rebuscaba en su monedero. Estaba segura de que había guardado allí el dinero de la semana; sin embargo, no había ni un céntimo.

—No lo entiendo...

—¿Qué te pasa? —preguntó Martha. Y Joaquina se apresuró a responder:

—Qué distraída soy. Pensé que había cogido dinero y ahora veo que no.

—Tranquila, no te preocupés por tan poco, pago yo. Eso sí, la próxima vez te toca a vos, ¡no te hagás la viva! Ya sabés que conmigo las cuentas claras y el chocolate espeso —dijo en son de broma.

Durante el trayecto de regreso Joaquina se esforzó en hacer memoria, tratando de recordar si lo había puesto en alguna otra parte, pero estaba casi segura de haberlo metido en el monedero.

Al llegar a casa fue directamente hacia la habitación y tras abrir el armario metió la mano bajo las sábanas dobladas, ya que allí era donde escondía el dinero.

Su turbación fue aún mayor, pues aparte de no estar el dinero de la semana, tampoco estaba el resto que tenía guardado.

Alguien lo había cogido, y era evidente que se trataba de una persona de la casa, porque a la vista estaba que allí no habían entrado ladrones. Aunque se negaba a admitirlo, todo hacía sospechar de Gustavo.

Sin fuerzas, se dejó caer sobre la cama.

—No puede ser... No puede ser... —repetía, mientras meneaba la cabeza.

En un arranque, se dirigió a la habitación de Gustavo, abrió sin siquiera llamar... Estaba vacía.

Recostó la cabeza contra el marco de la puerta y entornó los párpados. Luego, al cabo de un rato, se dirigió lentamente hacia la sala y se sentó, cubriéndose el rostro con las manos.

Estuvo toda la tarde dándole vueltas y, tras pensárselo mucho, decidió hacer como si allí no hubiera pasado nada y no hablar del asunto. Eso sí, con todas sus fuerzas pidió que su hijo, gracias a su nuevo trabajo, se convirtiera en un hombre de provecho. Al menos eso es lo que suele decirse, ¿no?

TRES

Tal como estaba previsto, al lunes siguiente Gustavo comenzó a trabajar. «Ya me ocuparé yo de que no falte y de que se presente a su hora», había advertido Ramón la noche anterior, y desde luego que cumplió su palabra.

Tenía por costumbre hacer lo que decía, y de un tiempo a esta parte, se empeñaba aún más en ello, como si de una cuestión de honor se tratara. Quizá para contrarrestar la falta de carácter de Joaquina, que con el paso de los años le resultaba cada vez más difícil de soportar.

Aún estaba oscuro cuando sonó el despertador. Ramón saltó de la cama como si tuviera un resorte y rápidamente fue a despertar a Gustavo. Lo obligó a desayunar y luego él mismo lo llevó hasta el taller de Evaristo.

Desde el coche, Ramón lo vio entrar, satisfecho de haberse salido con la suya. Y, mientras carraspeaba para aclararse la garganta, se dijo: «Hay que tener mano dura con los muchachos, sobre todo ahora, que cada vez son más rebeldes».

Puso el motor en marcha y arrancó, mientras pensaba: «Y si no hace lo que le digo, peor para él».

Al llegar ante la obra consultó el reloj y, como aún disponía de unos minutos, aprovechó para entrar en el bar y tomarse un carajillo. Allí se encontró con la mayoría de sus compañeros: Pedro y Manuel, que eran encofradores; Juan, que era alicatador como él; los cuatro peones, unos chicos jóvenes. También estaban el capataz y el aparejador, todos con una copa o un vaso en la mano, reuniendo fuerzas para enfrentarse a una nueva jornada de trabajo.

«Hoy en verdad lo necesito», se dijo Ramón e hizo una mueca, mientras se llevaba el vaso a los labios.

En su casa, con una taza de café ante ella, también Joaquina se preparaba para afrontar la jornada. Aún no se había quitado el camisón y ni tan siquiera se había lavado la cara.

Tras apurar el café de un sorbo, dejó la taza en el fregadero y luego, a paso lento, fue hacia su habitación para vestirse. Mientras se quitaba el camisón clavó sus ojos en la cama. De buena gana se quedaría acostada horas y horas, acurrucada, sin pensar en nada. Mas...

—Ése es un privilegio que sólo tienen los ricos —se dijo entre dientes, y cuando terminó de arreglarse, como cada mañana, bajó a hacer la compra.

Pero a diferencia de otros días, aquél le deparaba una grata sorpresa, y Joaquina no tardó en conocerla. Resulta que sólo poner un pie en la calle se topó con Martha, más exultante que nunca.

—Vení, ¡vení! —le dijo Martha, y cogiéndola de la mano, casi la arrastró hasta su casa.

Joaquina se dejó llevar, en parte guiada por la curiosidad, y también porque estando con Martha de alguna forma se le contagiaba su desbordante vitalidad, y notaba que eso le hacía bien.

Martha, aún jadeante, la sentó en el sofá y, mientras lo hacía, le indicó:

—Sentáte, querida, porque si estás parada te podés caer —entonces, al tiempo que se llenaba los pulmones de aire, sonrió con picardía, y por fin exclamó—: ¡No te imaginás lo que pasó!

Joaquina meneó la cabeza, pues no tenía ni la menor idea. Y la otra, andando de un lado a otro, sin poder estarse quieta, le contó:

—Yo ya estaba con la cuerda en el cogote, ¿viste?, aunque bien lo dice el dicho: «Dios aprieta pero no ahoga». En mi caso fue tal cual, no te miento. Me salvé en el anca de un piojo. Cuando menos lo esperaba, ¡ñacate!, se presentó mi tabla de salvación.

—¿Pero de qué se trata? —la interrumpió Joaquina, que no entendía nada.

—Te lo explico en un segundito, a eso iba, che. Resumiendo: resulta que don Cayetano, al enterarse de mi desesperada situación, se ofreció a casarse conmigo. ¡Conmigo!, ¿me entendés?

—¡Cuánto me alegro! —exclamó Joaquina, y el rostro se le iluminó.

—Claro que no es un casorio en serio, ¿caés? —explicó Martha—. Es..., este... de mentirita. Pero casamiento al fin y al cabo, para que una servidora tenga los papeles en regla y no puedan ponerme de patitas en la calle como si fuera una cualquiera.

—¡Esto hay que celebrarlo! —exclamó Joaquina, y Martha, convencida de que era una excelente idea, se precipitó hacia la nevera. Allí tenía guardados un par de botellines de cava que le habían regalado en el supermercado. ¿Qué mejor ocasión para descorcharlos?

Luego, entre sorbo y sorbo, Martha continuó diciendo:

—La envidia que van a sentir algunas, porque don Cayetano no es mal partido. Y como nadie sabrá que es un casamiento de mentirita, porque eso es un secreto entre vos y yo, ya las oigo rabiar —y sonreía encantada.

—¿Cuándo será la boda?

—Lo antes posible, querida, para que el novio no tenga tiempo de arrepentirse. Hoy mismo iremos a solicitarlo, en cuanto cierre la carnicería. ¡Ah, che...!, es como un sueño, ¿viste?

Sin cesar de hablar, ni de hacer bromas, terminaron de beberse el cava. Sólo entonces se dio cuenta Joaquina de que era muy tarde, y se fue disparada a hacer la compra.

Al quedarse sola, canturreando uno de sus tangos preferidos, Martha se dirigió al armario y lo abrió. Entonces, frunciendo el entrecejo, mientras paseaba la mirada entre los vestidos, se dijo: «Aunque sea un casamiento de mentirita, no puedo presentarme como una pordiosera; ¡eso jamás!».

«Éste me hace mayor, ¡qué espanto!; éste, demasiado escotado, en vez de una novia formal parecería una casquivana; y este otro me queda muy ajustado, casi no puedo dar un paso, y además me marca demasiado el pandero...», y así se estuvo un buen rato, pero lo cierto es que no encontró ningún vestido que le viniera bien para ponerse el día de la boda. Así pues, tendría que hacerse uno, ¡qué remedio!

Como aún disponía de un poco de tiempo antes de pasar a recoger a don Cayetano, se sentó a ojear revistas de moda y, cada vez que veía un traje de novia, blanco y con volantes, se le llenaban los ojos de lágrimas y sentía un cosquilleo por todo el cuerpo.

Al darse cuenta de ello, se regañó a sí misma en tono enérgico: «Pero qué tenés en el mate, che, a ver si te acabarás creyendo que lo del casorio va en serio».

Disgustada dejó las revistas, luego se arregló sin prisas, y salió tranquilamente rumbo a la carnicería.

Don Cayetano estaba casi a punto, le faltaba tan sólo acabar de fregar el suelo y cambiarse de ropa.

—Déjeme echarle una manita —se ofreció Martha a ayudarle en tono zalamero, y él, quizá para ocultar su rubor, le tendió el mocho y salió disparado a cambiarse de ropa. Poco después cerraron la carnicería y, antes de ponerse en marcha, aunque un tanto cortado, don Cayetano le dijo:

—Si no le parece mal, por aquello del qué dirán, puesto que vamos a casarnos, lo más prudente sería comportarnos como auténticos enamorados.

—¿A qué se refiere? —quiso aclarar Martha, temerosa de las intenciones del supuesto novio.

—Si no tiene inconveniente, podría cogerla del brazo.

—Por mí, ¡encantada! —aceptó radiante.

Y se fueron cogiditos del brazo, bajo la atenta mirada y la expresión atónita de la gente del vecindario.

Joaquina, que en aquel momento salía del colmado, los vio alejarse, y con los ojos clavados en ellos, reconoció para sus adentros: «No hacen mala pareja». Permaneció allí de pie, hasta perderlos de vista, y entonces encaminó sus pasos de regreso a casa.

A partir de entonces todo parecía indicar que las aguas habían vuelto a su cauce y la casa recuperaba poco a poco la calma. Bien es cierto que Gustavo no regresaba hasta altas horas, pero... «Es joven», se decía Joaquina, «si no aprovecha ahora, después ya no podrá hacerlo. Mientras cumpla con el trabajo...», se repetía, e inútilmente trataba de conciliar el sueño.

Por aquellos días, tampoco a Martha le resultaba fácil dormir. Estaba muy excitada con los preparativos y nada le apetecía más que soñar con los ojos abiertos. Tan sólo una cosa la preocupaba: ¿casarse de blanco o no?

Una buena mañana decidió que no podía esperar más y que iría a comprar la tela para el vestido. Pero antes pasó por casa de Joaquina para ver si no estaba demasiado atareada y quería acompañarla.

—Espera que quito la olla del fuego —le pidió, y en seguida salieron como dos criaturas en busca de un helado.

Ya en la tienda, rodeada de telas rojas, azules, verdes y ocres, Martha se sentía terriblemente confusa. No sabía cuál elegir, y el vendedor que la atendía iba perdiendo la paciencia.

A su lado, Joaquina permanecía con la boca cerrada, cuidándose de no intervenir, pues consideraba que eso era algo muy personal y delicado y debía escogerlo ella a su gusto.

—¡Ah, che, pero qué dilema tan grande! No sé..., me cuesta decidirme —se quejó Martha, que de reojo miraba la estantería donde descansaban las telas blancas. Hasta que, dándole un puntapié a la lógica se dejó guiar por sus deseos y le dijo al vendedor—: ¿Por qué no me acerca aquella gasa blanca?

El vendedor apretó los labios y, puesto que el cliente siempre tiene razón, sólo protestando de boca para adentro, fue a buscarla.

Martha aprovechó la ocasión para confesarle a Joaquina:

—¿Sabés qué te digo?, que no sé si me volveré a casar, y aunque la boda sea de mentirita, yo me doy el gustazo. Mirá, lo que se dice una novia, es con vestido blanco, lo demás son pavadas.

Aunque no dijo nada, a Joaquina le pareció estupendo y hasta sintió un poco de envidia. Cuántas veces había deseado ella darse un gustazo, aunque, claro, para eso es preciso tener coraje.

Como era de esperar, Martha acabó por comprar varios metros de gasa blanca, y a partir de entonces se desvanecieron todas las trabas que le impedían pensar con auténtica ilusión en el día de su casamiento.

Regresaron a pie, y al pasar frente a la carnicería, Martha decidió entrar para enseñarle a don Cayetano lo que había comprado. El hombre observó la tela con ojos vivarachos y, sin atreverse a mirar a Martha, le dijo a Joaquina:

—Cuando se ponga el vestido parecerá un ángel.

Ésta asintió con una discreta sonrisa, pero Martha exclamó:

—¡Vaya! Nunca me hubiera imaginado que fuera usted tan piropeador. ¡Con lo que a mí me gustan los piropos!

Don Cayetano no supo qué responder. Ni tan siquiera sabía qué hacer, ni para dónde mirar. Y, puesto que tenía el cuchillo en la mano, acabó por cortar unos cuantos bistecs para Martha y otros tantos para Joaquina. Los envolvió y, con aire satisfecho, se los regaló.

—Gracias —exclamó Martha esbozando una generosa sonrisa, y luego agregó—: Ahora nos marchamos con la música a otra parte, ya lo importunamos demasiado y pensará que somos unas pesadas. ¡Chau! —y, una vez en la calle, dirigiéndose a Joaquina, comentó jocosamente—: Si nos trata tan bien, iremos a verlo más seguido; ¿no te parece, che? ¿O se nos notaría demasiado la hilacha?

Andando a buen paso, pues el tiempo apremiaba, emprendieron el camino de regreso. Al llegar a su casa,

Joaquina fue directamente a la cocina, encendió la radio y se puso a guisar.

Por su parte, Martha se apresuró a abrir el paquete y, plantándose frente al espejo, se echó la gasa sobre el cuerpo. Trataba de imaginar qué tal se vería y, tras observarse detenidamente, ya sin ninguna duda dijo:

—Estaré regia.

Al cabo de un rato, sentada en la sala ojeaba revista tras revista tratando de encontrar el modelo apropiado, cuando en ésas llamaron a su puerta. «¿Quién será?», se preguntó mientras se disponía a abrir.

—¡Don Cayetano!, ¿usted por aquí? —exclamó y casi se queda sin aliento por la sorpresa.

—¿Puedo pasar? —pidió él, apretando el sombrero con las dos manos.

—¡Faltaba más! Adelante, caballero —respondió Martha con presteza. Al llegar a la sala se sentaron frente a frente.

Don Cayetano apoyaba sus posaderas en el borde del sillón, dando la impresión de que estaba a punto de marcharse. No dejaba en paz su sombrero. Miraba a Martha de soslayo, luego bajaba la vista y volvía a mirarla.

Al verlo tan inquieto, Martha temió lo peor. «A ver si ahora me sale con un martes trece y me quedo sin novio», se dijo, comenzando a inquietarse también ella.

Don Cayetano, tras abrir la boca varias veces y volverla a cerrar sin pronunciar palabra, por fin reunió el valor suficiente y comenzó:

—Me he atrevido a venir para hablar con tranquilidad, pues en la carnicería no hay manera.

—Muy bien, muy bien, pero desembuche usted de una vez, ¿o es que quiere matarme del susto?

—Los vecinos andan haciendo preguntas y no paran de comentar —explicó él muy serio—. Ya sabe cómo es la gente..., les parece muy raro esto del casamiento. Y yo he pensado...

—¿Qué?

—Bueno, no me interprete mal, pero...

—Pero, ¿qué?

—Si nos vieran salir juntos de paseo, como hacen los novios, pronto dejaría de resultarles raro y cesarían las habladurías. ¿Qué le parece?

—Yo no tengo inconveniente, ¡al contrario!; ¿para qué le voy a mentir?

—Y... otra cosa.

—Dígame.

—Creo que tendríamos que tutearnos.

—¡Huy, no sé si podré! Una es animal de costumbres, ¿sabe?, y tanto tiempo tratándolo de usted... Bueno, haré un esfuercito... Déjeme probar para ver si me sale. Pero no me mire que me da risa. Este... mmm... Cayetano, ¿querés que te prepare un mate? ¿Querés? —Entonces hizo una pausa y le preguntó—: ¿Qué tal lo hice?

—¡Muy bien! Como si toda la vida nos hubiéramos tratado de tú.

—¡Qué macaneador que sos! Mirá las cosas que se te ocurren. Sos de lo más zalamero, ¿eh?

Y él, envalentonado con el tono de ella, en un alarde de osadía, se atrevió a decir:

—Lo del mate, ¿iba en serio?

—Era sólo para probar, pero si querés ahora mismo te lo preparo.

—Bueno... sí.

Fue precisamente mientras tomaban mate cuando él comentó:

—Aún hay algo más.

—¿Aún más? —replicó ella, extrañada.

—Claro. Lo estuve pensando, y una vez casados no podemos vivir cada uno por nuestro lado. Para mantener las apariencias, al menos hasta que te den los papeles, debemos vivir bajo el mismo techo.

—Cayetano, sos un rayo. Estás en todo.

Y de mutuo acuerdo decidieron que se instalarían en casa de Martha, ya que de las dos era la más grande. Puesto que tenía tres habitaciones, Cayetano podría acomodarse en una y Martha conservaría la suya. Porque dormirían bajo el mismo techo pero en habitaciones separadas, por supuesto.

En cuanto Cayetano se marchó, Martha corrió a casa de Joaquina para contarle las últimas novedades. En el preciso momento en que iba a llamar, Fernando abrió la puerta, pues se marchaba al instituto.

—Hola, pibe, ¿cómo estás? —lo saludó ella.

—Bien —respondió él y, en vez de seguir su camino, llevado tal vez por la euforia que sentía, comentó—: ¿Sabe una cosa?, me han regalado un gato. En cuanto deje de mamar lo traigo.

—¡Qué suerte tenés! ¿Y es de raza?

—No...

—Mejor, si son medio mezclados es cuando salen más lindos. Mirá, a mí los siameses me gustan, para qué te voy a mentir, pero son todos iguales, ¿viste? Son como los japoneses, todos tienen la misma cara —entonces, mirando hacia dentro, preguntó—: Decíme una cosa, ¿está tu madre?

—Sí, en la cocina —indicó y se fue.

—Permiso —dijo Martha en voz alta, y entró. Entonces, sin darle tiempo a Joaquina para que se secara las manos, comenzó a contarle con pelos y señales la visita de Cayetano.

Joaquina la observaba boquiabierta, pues todo aquello le parecía sacado de una novela de la tele; le costaba imaginar que la propia vida pudiera resultar tan alocada y divertida.

Cuando Martha finalizó el relato, Joaquina lanzó un suspiro y, refiriéndose a ambas, comentó:

—Parece que las cosas se arreglan. Ya era hora de que tuviéramos un poco de tranquilidad.

Lo que ella no sospechaba era que el aparente sosiego que se respiraba en su casa era la típica calma que precede a la tempestad.

CUATRO

Poco antes del mediodía, Ramón entró en casa como una tromba. Jadeaba, por la frente le corrían gotas de sudor y traía las mejillas encendidas. Cerró la puerta de un puntapié, como siempre hacía cuando lo dominaba la ira y, mientras con el puño se golpeaba la palma de la otra mano, exclamó con voz ahogada:

—¿Dónde está? ¿Dónde carajo se ha metido?

Joaquina lo oyó desde la cocina y empezó a temblar de pies a cabeza. No tenía la menor idea de lo que había sucedido, pero sin duda debía de tratarse de algo muy gordo. Instintivamente hundió la cabeza entre los hombros.

Ramón se le acercó dando zancadas y, al tiempo que la agarró de un brazo, repitió:

—¿Dónde está?

Ella no despegó los labios.

Ramón acercó su rostro al de Joaquina de forma tan amenazadora, que ella entrecerró los ojos y ladeó la cabeza, para no ver esa expresión que tanto la asustaba y para esquivar su terrible aliento, una mezcla de café, alcohol y tabaco.

Pero él la cogió del mentón, obligándola a girar nuevamente la cabeza. Entonces quedaron frente a frente. Y masticando las palabras, él volvió a decir:

—Es inútil que intentes protegerlo. Sea como sea, daré con él. Dime dónde está.

—Pero... ¿quién? Si no sé nada.

Apretando los dientes y con los ojos que echaban chispas, Ramón la observó fijamente, tratando de descubrir si mentía.

Indefensa entre sus brazos, Joaquina se esforzaba por no gritar para pedir auxilio, pues de sobra sabía que eso empeoraría la situación. Por fin Ramón la soltó y, dando media vuelta, se encaminó a la sala.

Joaquina permaneció un momento inmóvil, y luego fue tras él. Cuidando de no irritarlo aún más para no empeorar las cosas, pues entonces la sangre sí llegaría al río, le preguntó:

—¿Qué ha sucedido?

Mientras se servía la enésima copa del día, Ramón se lo explicó: aprovechando un descuido de Evaristo, Gustavo había echado mano a la caja, llevándose todo el dinero que había.

—¿Está seguro de que ha sido él? —protestó Joaquina rápidamente.

—Claro que sí, a aquella hora no había nadie más en el taller. ¡Ese hijo tuyo es un ladrón!

—No puede ser. Hemos de ir a hablar con Evaristo.

—Yo no iré, ve tú si quieres. No pienso dar ni un paso más por Gustavo. Sólo espero echarle el guante; entonces se arrepentirá de haber nacido.

Joaquina sintió que un frío helado le recorría la espalda. Bajó la cabeza y fue en busca de su bolso, mas no conseguía encontrarlo pese a tenerlo frente a sus narices. Cuando por fin dio con él, salió a toda velocidad.

Andando lo más deprisa que podía se dirigió a la parada del autobús. El veintiuno era el que le servía, y por fortuna no tardó en pasar. El trayecto no era especialmente largo, pero a ella se le hizo eterno. Se apeó justo en la esquina del taller. Entonces notó que las piernas le flaqueaban.

Se sentía morir de vergüenza. No sabía con qué cara presentarse ante Evaristo. Pero no le quedaba más remedio que hacerlo. Apretó los puños y con la vista baja avanzó rumbo al taller.

Nada más entrar divisó a Evaristo que, inclinado sobre un coche, revisaba el motor. El hombre pronto se percató de que tenía visita, mas continuó con su tarea. Joaquina se acercó lentamente, notando que las mejillas le quemaban, se detuvo casi junto a él, y sólo entonces dijo:

—Hola.

—Buenas... —refunfuñó él, sin levantar la mirada.

—Lo siento.

—Esto me pasa por hacer favores. La culpa es mía, que soy un imbécil y no aprendo —se quejó, mirándola al fin.

—¿Cuánto dinero se ha llevado?

—Unos ochocientos euros...

—Por Dios... ¿Y qué piensa hacer?

—Dar parte a la policía, claro está.

—¿Y si recupera su dinero? —le propuso Joaquina, pero él no contestó.

Mucho tuvo que insistir, hasta que finalmente logró convencerlo: si al día siguiente le devolvían lo que era suyo, él haría como si allí no hubiera pasado nada. Claro que a Gustavo ya no quería verle ni la punta de la nariz.

—Me hago cargo —dijo Joaquina con tono compungido, y se marchó algo más aliviada.

Durante el camino de regreso comenzó a albergar la idea de que al llegar a casa se encontraría a Gustavo, arrepentido y asustado por lo que había hecho. Ese pensamiento hizo que, al bajarse del autobús, se pusiera a caminar muy deprisa.

Abrió la puerta con manos temblorosas y desde el umbral exclamó:

—¡Gustavo! ¡Gustavo!

Pero Gustavo no respondió. Corrió hasta su habitación, aún con la esperanza de encontrarlo, pero... ¡nada!, ni rastro del muchacho.

Giró sobre sus talones y entonces vio que encima de la mesa del comedor había una nota. «¡Es suya!», se dijo, al tiempo que se apresuraba a cogerla, mas...

Me he hecho un bocadillo de sobrasada y he tomado un vaso de leche. ¿Dónde os habéis metido? Esta tarde tengo entrenamiento.

Fernando.

Joaquina estrujó el papel, lo tiró al suelo y regresó a la habitación de Gustavo. Paseó la mirada entre los incontables cachivaches que pendían de todas partes, los pósters clavados en la pared, las zapatillas colocadas junto al armario... Luego se sentó en la cama y se quedó con los ojos cerrados.

Ya se había hecho de noche para cuando Ramón apareció por casa, y ella continuaba allí, inmóvil. Al oírlo entrar, rápidamente fue a su encuentro, y sin más preámbulos le soltó:

—Evaristo dice que si le devolvemos el dinero no pondrá la denuncia.

—Eso díselo a Gustavo, es su problema, no el mío.

—Es que aún no ha venido.

—¿Y crees que lo hará?

—Claro, tiene que venir.

—Dame algo de beber, tengo la garganta seca.

Mientras le servía el vaso de vino, Joaquina pensó: «Vaya cosas que dice, ¡claro que vendrá!».

Pero las horas iban pasando y Gustavo no aparecía. Tratando de no desesperarse más de la cuenta, Joaquina aguardaba. Incluso cuando Ramón y Fernando se fueron a la cama, ella se sentó en el sofá, esperándolo.

Pasó la noche en vela, aunque de tanto en tanto el cansancio la vencía y dormitaba unos segundos, mas cualquier ruido de la calle la sobresaltaba y volvía a abrir los ojos. Así, hasta que comenzó a clarear, y con las primeras luces empezó poco a poco a pensar que Gustavo ya no regresaría.

Entonces, temerosa de que Ramón la encontrara levantada y de que pudiera adivinar sus intenciones, optó por meterse rápidamente en la cama, antes de que sonara el despertador.

No movió ni un dedo siquiera hasta que su marido se hubo marchado. Luego se incorporó y, aunque sabía perfectamente en qué lío se estaba metiendo, de la mesilla de noche de Ramón cogió la libreta y se fue al banco muy decidida. Sacó ochocientos euros, que era justo lo que necesitaba, y prácticamente todo lo que había en la cuenta. Después, apretando el bolso contra el pecho, se dirigió al taller de Evaristo.

—Tome —le dijo, mientras le tendía el dinero.

Antes de cogerlo, el hombre le preguntó:

—¿Ramón lo sabe?

—Claro que sí —mintió ella, y desvió la mirada, pues estaba casi segura de que Evaristo se había dado cuenta de que no era verdad.

A pesar de ello, él cogió el dinero y, mientras se dirigía a la caja fuerte para guardarlo, balbuceó:

—Los hijos sólo traen quebraderos de cabeza. Y a medida que se vuelven mayores, aún peor.

—Ya no pondrá la denuncia, ¿verdad? —quiso cerciorarse Joaquina.

—No...

—Gracias. Adiós... —y se marchó.

Aunque casi enfrente del taller había una parada de autobús, prefirió caminar un poco. Necesitaba reflexionar, y le dio la impresión de que andando le resultaría más fácil que si se encerraba en casa.

Y así, pensando en una y mil cosas a la vez, paso a paso se encontró en la esquina de su casa casi sin darse cuenta. Fue Maruja, la dueña de la lavandería, quien la hizo volver a la realidad al llamarla:

—¡Joaquina! ¡Joaquina! Aguarda un momento.

—Buenos días —contestó Joaquina, como si acabara de despertar.

—¿Es cierto lo que me han dicho? —quiso saber Maruja, que era la viva imagen de la curiosidad.

—¿Qué cosa? —preguntó Joaquina, temiendo lo peor.

—Chica, ¡qué va a ser! Si es cierto que Martha y don Cayetano se casan.

—Claro que sí —respondió aliviada.

—Es que no me lo creía. Pensé que era una broma. ¡Vaya par de pillines!; lo tenían bien escondido.

—Adiós, Maruja —se despidió Joaquina, que no tenía ganas de hablar, y sintiendo incluso que el alma le pesaba se metió en casa.

Al entrar, más bien por rutina, pues las esperanzas se le habían esfumado, gritó:

—¡Gustavo!

Tal como suponía, nadie respondió. Y, tal como había planeado, decidió entonces que saldría a buscarlo. Claro que no tenía ni la más remota idea de dónde podría dar con él. No conocía a sus amigos, ni mucho menos los sitios que frecuentaba.

«Quizá Fernando sí lo sepa», se dijo, llevándose un dedo a los labios. Ellos dos siempre han estado muy unidos y si bien últimamente no salían juntos con demasiada frecuencia, acostumbraban a contarse sus cosas.

Entonces, en vez de ir en busca de Gustavo a tontas y a locas, decidió aguardar a que Fernando regresara.

En aquel momento, Fernando se enfrentaba a un examen de matemáticas, que afortunadamente no resultó tan difícil como esperaba. Al menos para él, pero no toda la clase pensaba lo mismo.

Alberto, por ejemplo, el muchacho que estaba en la fila del costado, daba muestras de estar desesperado. A las claras se veía que no tenía idea de cómo resolver aquellos problemas.

En ésas clavó sus ojos en los de Fernando, en una inconfundible petición de auxilio.

Fernando, al verlo así de perdido, aunque a sabiendas del riesgo que corría si el profesor lo pillaba, se las ingenió para pasarle algunas respuestas.

El otro lo agradeció primero con una sonrisa de alivio y luego, al estar ya en la calle, invitándolo a jugar unas partidas al futbolín.

—Hoy no puedo —se disculpó Fernando. Y no era una excusa, tenía otros planes.

En efecto, poco después apareció Juan, otro compañero de clase, y comentando qué tal les había ido con el examen, se encaminaron a casa de éste.

—Hola —saludó Juan en voz alta al entrar, y rápidamente se dirigieron a la terraza, donde estaba la gata con sus crías.

Fernando los miró fascinado, pues los animales lo entusiasmaban. Si por él fuera tendría la casa convertida en un auténtico zoológico.

Se acercó lentamente para no asustarlos y, cuanto más observaba el gato que había escogido, más convencido se encontraba de que era aquél el que quería.

—Aún estás a tiempo, si quieres puedes cambiarlo por otro —le advirtió Juan.

—No —respondió Fernando rápidamente, seguro de que aquél, el blanco y negro, ya era suyo y no estaba dispuesto a perderlo.

Y el gato, como si de alguna forma lo presintiera, se le acercaba amistoso y juguetón, y le tironeaba de los cordones de los zapatos.

Fernando se quedó allí un buen rato, hasta que se le hizo tan tarde que no tuvo más remedio que salir disparado hacia su casa.

Así que asomó la nariz, Joaquina le pidió que se acercara y con voz cansada le contó lo que había sucedido. Fernando la escuchó sin abrir la boca, desviando la mirada. Se sentía tan desconsolado que no fue capaz de hacer ningún comentario. Sentado junto a su madre, miró a través de la ventana. Y así, con la mirada perdida entre los nubarrones que parsimoniosamente se deslizaban por el cielo, la oyó decir:

—Tenemos que ir a buscarlo.

Fernando giró la cabeza y la miró a los ojos. Luego, bajó la mirada. No sabía qué hacer. Él jamás delataría a Gustavo, a pesar de todo, estaría siempre de su lado.

—Es por su bien, ¿lo entiendes? —insistió Joaquina, tratando de convencerlo.

Fernando continuó mudo. Sabía que su madre no lo engañaba, mas no estaba seguro de que a Gustavo le hiciera gracia que la llevara hasta él. Se rascó la cabeza y luego se pasó la mano por la nariz como si estuviera constipado y no llevara pañuelo. Incapaz de mirarla a la cara, observaba fijamente sus rodillas.

—Gustavo es demasiado joven para andar vagando por la calle. ¿Qué será de él si no lo ayudamos? —se lamentó Joaquina.

Su madre lo presionó de tal modo que al final consiguió romper la resistencia de Fernando. Al cabo de un momento, aunque bastante reticente, el muchacho respondió:

—No sé dónde puede estar.

—Pero seguramente conoces a sus amigos, o sabes si sale con alguna chica.

—Sí, con Maite.

—¿Dónde vive?

—No lo sé —admitió Fernando, remiso.

—¿Estudia con Gustavo?

—Ya no. Trabaja de dependienta en una tienda del centro.

Fernando no recordaba en qué calle quedaba la tienda, pero sabía cómo llegar hasta allí. Entonces, aunque sin estar completamente convencido de que aquello era lo correcto, acompañó a su madre.

Mas, al llegar a la esquina de la tienda, se paró en seco. Él no quería entrar. Se sentía fatal sólo de pensar que Gustavo podría acusarlo de chivato. Apuntó con un dedo, y después dijo:

—Es aquélla, la que está pintada de verde.

Bien le hubiese gustado a Joaquina contar con la compañía de Fernando. Siempre se le hacía una montaña tener que enfrentarse sola con situaciones difíciles o con personas que no conocía. Pero Fernando había sido tan categórico en su negativa que ella no había insistido; sabía que de nada serviría. Se dirigió a la tienda sin prisas. Entró.

—¿Qué desea? —le preguntó una muchacha.

—Busco a Maite.

—Está allí —y le señaló una chica, alta y delgada.

Joaquina se le acercó y, apoyándose en el mostrador, le dijo casi con un hilo de voz:

—Hola, soy la madre de Gustavo.

La chica intentó sonreír y luego, deseosa quizá de mostrarse simpática, dijo:

—No me extraña, se le parece mucho.

—¿Ah, sí?

—Sí, sí, de verdad.

—No sé, quizá los ojos y un poco la forma de la boca...

Joaquina tragó saliva, miró hacia uno y otro lado para cerciorarse de que nadie más la oiría, y a media voz, preguntó:

—¿Sabes dónde está Gustavo?

Maite, al tiempo que meneaba la cabeza, indicó:

—No, hace semanas que no nos vemos.

—¿Habéis reñido?

Entonces fue la muchacha quien miró hacia uno y otro lado antes de decir:

—Dentro de cinco minutos salgo a comer. Espéreme y podemos ir a un bar para charlar.

Joaquina así lo hizo. Empezó a curiosear por la tienda y poco después salieron juntas. Fernando, que aguardaba en la esquina, al verlas aparecer pensó que iban en su busca para hacerle quién sabe qué preguntas. Entonces, asustado, dio media vuelta y salió disparado.

Pero lo cierto es que Joaquina no pensaba en él, ni siquiera se le pasó por la cabeza que lo había dejado esperando. Toda su preocupación estaba centrada en lo que pudiera contarle Maite.

Entraron en un bar y se sentaron a la mesa más apartada que había.

—Dime cómo encontrarlo —suplicó Joaquina con voz lastimera—. Se ha marchado de casa y si no doy con él mucho me temo que ya no regresará.

Afortunadamente para ella, Maite reconoció en sus temores los mismos que ella sentía por la suerte de Gustavo, por lo que no tuvo que insistir demasiado para que la chica se decidiera a hablar. Le explicó los lugares a los que él solía ir, y le dio el nombre de algunos de sus amigos.

Joaquina lo anotó todo en una servilleta de papel, pues a causa de los nervios ya no confiaba en su memoria. Y aún no había acabado de escribir, cuando Maite, con los ojos clavados en la mesa, le confesó:

—Gustavo y yo dejamos de vernos cuando me enteré de que se pinchaba.

—¿Qué? —balbuceó Joaquina, y el lápiz se le cayó de la mano.

—Sí, hace tiempo que se droga.

—¡Mentirosa! ¡Embustera! —exclamó Joaquina incorporándose, con el rostro desencajado—. ¡Mentirosa! —y salió del bar como alma que lleva el diablo.

Mientras andaba, enceguecida de rabia, entre la muchedumbre que a aquellas horas abarrotaba las calles del centro, no cesaba de repetirse: «¡Lo dice por despecho, para vengarse porque él la ha dejado! ¡Mentirosa! ¡Mentirosa!», aunque en el fondo sabía que Maite le había dicho la verdad.

CINCO

Joaquina se lo pidió de todas las maneras posibles, incluso llegó a gritarle cuando perdió los estribos, pero fue en vano. Fernando se negaba en redondo a acompañarla.

—Está bien —dijo ella finalmente, y se marchó.

Mas, sin embargo, al encontrarse sola en el rellano, no fue capaz de seguir adelante. Claro que tampoco pretendía quedarse en casa sin hacer nada, aguardando a que Gustavo se dignara regresar. Pero necesitaba que alguien la acompañara, para no sentirse tan perdida y desamparada.

«¿Y si le pido a Martha que venga?», se le ocurrió.

En seguida pensó que si lo hacía se vería obligada a explicarle lo que estaba pasando, y eso la hizo vacilar. Pero al cabo de un rato, reconociendo que Martha, en resumidas cuentas, era su amiga y que podía confiar en ella, se armó de valor y se decidió a llamar.

—Hola, che, ¡qué sorpresa! —exclamó ésta al abrir la puerta. Llevaba el metro colgado del cuello, el alfiletero en forma de corazón sujeto en el lado izquierdo del pecho, y sostenía en la mano un trozo de tela. Resultaba tan evidente que estaba atareada que Joaquina se sintió aún más apurada.

—¡Pasá! ¡Pasá! —la convidó Martha.

Ella, indecisa, no sabía si entrar o si explicarle allí mismo el motivo de la visita, o si inventar una excusa cualquiera para marcharse cuanto antes.

—¡Querida, no te hagás de rogar! Pasá —insistió Martha sin perder la sonrisa, y Joaquina entró.

La condujo hasta la habitación donde tenía instalado su taller de costura, y sentándose nuevamente frente a la máquina de coser, dijo:

—Acomodáte, ¿querés?

Joaquina así lo hizo y sin darle más vueltas, pues de lo contrario no hubiese soltado prenda, de un tirón la puso al corriente de todo.

Martha estaba visiblemente azorada. Le costaba creer que aquello fuese posible, pero conocía a Joaquina sobradamente y sabía que era incapaz de gastar bromas de ese tipo. Así es que comprendió que todo cuanto le había dicho era la pura verdad.

—Ah, che, ¡te compadezco! ¡Qué tragedia!

—Tengo la dirección de algunos sitios a los que Gustavo suele ir. ¿Podrías acompañarme? Necesito ir a buscarlo.

El rostro de Martha se alarmó más aún. Consultó su reloj, echó una ojeada al vestido que estaba haciendo y...

—No sé si podré. Tengo que entregarlo sin falta mañana a primera hora y mirá todo lo que me falta —se lamentó.

—Cuando regresemos puedo ayudarte —le propuso Joaquina.

—Entonces, sí, ¡te acompaño!

—Gracias.

—Gracias hacen los monos. No me digas eso, que me ofendés —protestó Martha haciendo una gran mueca que fue capaz de arrancar una fugaz sonrisa del rostro de Joaquina.

Poco después salieron y, al llegar a la calle, Martha le pidió que pasaran un momento por la carnicería de Cayetano.

—¡Buenas tardes, caballero! —lo saludó desde la puerta, y él levantó la cabeza, visiblemente sorprendido. Pero, ni corto ni perezoso, respondió:

—Buenas tardes, encanto, ¿en qué puedo servirla?

—Mirá vos, ¡qué lanzado que estás! —exclamó Martha.

—Sólo contigo, no vayas a pensar —puntualizó él complacido.

—Eso espero —replicó Martha haciéndose la coqueta, y añadió—: Voy a acompañar a Joaquina a hacer un mandado. Chau.

—Adiós —se despidió Cayetano, y la siguió con los ojos hasta que desaparecieron calle abajo. Entonces continuó cortando la carne que le habían encargado.

Joaquina y Martha cogieron el metro y después de un largo trayecto se bajaron al final de las Ramblas, cerca del puerto. Ya había oscurecido y para ellas, poco acostumbradas a frecuentar aquellos barrios, el ambiente les resultaba sorprendente y desagradable.

Cogidas del brazo, con el bolso bien sujeto para evitar que algún desaprensivo les diera un tirón, se internaron por una callejuela oscura y maloliente.

—Hay que ver —comentó Martha—, con lo lindo que es nuestro barrio, qué ganas tiene Gustavo de meterse por estos andurriales. ¡Uf!, y qué peste, ¿viste?

—Sí...

De tanto en tanto, Martha se giraba, temerosa de que alguien viniera por detrás y les diera un susto. Y así, con el corazón en vilo, llegaron hasta los billares a los que acostumbraba a ir Gustavo.

El local estaba bastante concurrido y había tanto humo en el ambiente que podía cortarse con un cuchillo. La mayoría de los que allí se encontraban eran jóvenes, y casi todos ostentaban vistosos tatuajes en sus brazos. Al verlas entrar, clavaron sus ojos en ellas, un tanto recelosos.

—Nos miran como si fueran a comernos crudas, ¡qué miedo! —musitó Martha entre dientes.

—Disimula, compórtate con naturalidad —le recomendó Joaquina, al tiempo que ella intentaba hacer lo mismo.

—¡Qué más quisiera yo!, pero no me sale. Qué querés que te diga; yo me siento como sapo de otro pozo.

Joaquina prefirió no decirle cómo se sentía ella. Dio unos pasos y, deteniéndose junto a un muchacho, le preguntó en tono amistoso:

—Busco a Gustavo, ¿lo conoces? Es un chico alto, moreno, tiene un lunar aquí, en el mentón, y lleva un pendiente en forma de cobra.

El muchacho no respondió. Como si ni siquiera la hubiera oído, dio media vuelta y, con el taco en la mano, se recostó sobre la mesa para afinar la puntería.

—¿Lo conoces? —insistió Joaquina.

—No —respondió él mirándola por encima del hombro, y con un golpe seco hizo rodar la bola, que salió disparada hacia la banda.

Joaquina le preguntó a otro, y a otro, pero todos le dieron la misma respuesta. Idéntica suerte corrió en el resto de lugares que visitaron aquella noche. Hasta que, desanimadas y con los nervios a flor de piel, decidieron coger un taxi y regresaron a casa.

—Te lo juro —dijo Martha durante el camino, poniendo los ojos en blanco y dándose aire con las manos—, ¡pensé que no salíamos vivas de esos antros!

Llegaron a casa pasada la medianoche, y aunque Joaquina estaba rendida, le recordó a Martha que debían acabar el vestido.

—Es igual, querida, lo haré yo. Vos andáte a dormir. Se nota que ya no podés ni aguantarte en pie.

—Ni pensarlo; lo prometido es deuda —replicó Joaquina con vehemencia, dando a entender que no conseguiría convencerla de lo contrario.

—No insisto porque sé que a cabeza dura nadie te gana. Cuando se te mete algo entre ceja y ceja sos peor que una mula. Eso sí, antes de ponernos manos a la obra te prepararé un cafecito. ¡No me lo podés despreciar!

El café las reconfortó un poco y se dispusieron a enfrentarse con la tarea.

Tras conectar la radio, Martha buscó una emisora donde pusieran música romántica, pues era la que más le gustaba a aquellas horas de la noche. Y así, con la música de fondo, y haciendo dúo con el cantante en aquellas estrofas que se sabía de memoria, cosió el ruedo del vestido mientras Joaquina acababa las mangas y ponía los botones.

Para cuando consiguieron tenerlo listo ya era muy tarde y estaban realmente agotadas.

—Che, ¿querés que te prepare otro cafecito? —ofreció Martha en medio de un bostezo.

—No, gracias, me voy derecha a la cama.

Y sin pérdida de tiempo se marchó a su casa. Abrió lentamente evitando hacer ruido, y se encaminó de puntillas a la habitación. Estaba a medio camino cuando, un tanto sobresaltada, observó que había luz por debajo de la puerta, y eso fue como un aviso de que sucedía algo malo.

Se acercó cautelosa y cuando asomó la cabeza vio que Ramón se había quedado dormido sentado en la cama y con la luz encendida. No pudo por menos de extrañarse, pues eso no era normal en él.

Preguntándose qué podía haber sucedido, avanzó sin apoyar apenas los pies en el suelo. Entonces vio que Ramón había dejado la libreta del banco sobre la mesilla de noche y ya no necesitó más explicaciones.

Temerosa de la reacción de Ramón, su primera idea fue dar media vuelta y salir disparada, pero... ¿adónde iría? Y convencida de que si huía no arreglaba nada, con la misma actitud que solían adoptar las heroínas de los seriales de la tele, dio unos cuantos pasos más y apagó sigilosamente la luz. Entonces rodeó la cama procurando no tropezar con nada y se acostó.

Permaneció un rato desvelada, pero al fin pudo conciliar el sueño. Y durmió, aunque tuvo pesadillas, hasta que sonó el despertador. Ramón se incorporó al instante y, sujetándola con firmeza por los hombros, la increpó:

—¿Cómo te has atrevido a coger mi dinero?

De tan asustada, a Joaquina no le salían las palabras, y a duras penas acertó a balbucir:

—Yo... Yo...

—Te advertí que no lo hicieras.

—No podía permitir que denunciaran a Gustavo.

—Ése no es mi problema.

—¡Que te crees tú eso! Es nuestro problema porque es *nuestro* hijo.

—Si tanto te empeñas en ayudarlo será mejor que espabiles, porque de mí ya no volverás a ver ni un céntimo —dijo él amenazándola.

Y Joaquina, quizá porque pensó en voz alta y sin querer se le escapó, replicó presa del nerviosismo:

—Muy bien, porque no me interesáis ni tú ni tu dinero.

—Si eso es cierto, no te importará perderme de vista para siempre —chilló Ramón, pues no podía soportar que Joaquina lo desobedeciera.

—Claro que no, ojalá te marcharas y no volviera a verte nunca más.

Ramón clavó sus ojos en ella como si fuera a devorarla. Y Joaquina, sin arrepentirse de lo que había sido capaz de decir, por primera vez en su vida le sostuvo la mirada.

En aquel momento, y de forma brutal, Ramón reconoció con espanto el profundo desprecio que le inspiraba Joaquina. El solo hecho de verla u oírla le crispaba los nervios; era algo inevitable. Ya le resultaba insostenible permanecer a su lado por más tiempo, pues se veía tentado a cometer una locura.

—Me voy porque sería capaz de cualquier cosa, y por ti no vale la pena jugársela —declaró él mientras salía de la cama como una exhalación, decidido a poner tierra de por medio antes de que fuera demasiado tarde.

Joaquina no respondió. Ya le daba igual lo que él pudiera pensar. Y si se marchaba de casa, como había hecho en otras ocasiones, pues... «¡tanto mejor!», reconoció con alivio, aunque también con amargura.

Eso sí, deseó con todas sus fuerzas que en esta ocasión ya no regresara; era más que evidente que juntos no podían continuar.

Aquel día Ramón no apareció por casa, ni tampoco al siguiente, ni al otro. Sólo al cuarto día se dejó ver, pero fue una visita fugaz. Decidido a romper con Joaquina para siempre, consideró que lo más conveniente sería no darle oportunidad de que le pidiera perdón o se mostrara arrepentida.

Entró sin siquiera saludar, de encima del armario cogió una maleta, la llenó con parte de su ropa y se marchó con el mismo mutismo con que había entrado. Mientras se alejaba, se prometía a sí mismo que ésta había sido la última vez que pisaba aquella casa.

«Las desgracias nunca vienen solas», se dijo Joaquina, secándose las manos en el delantal. Ignoraba cómo conseguiría salir airosa de aquel temible embrollo. Abrió el monedero para contar el dinero que le quedaba y concluyó que si hacía auténticos malabares podría alcanzarle para tirar cuatro o cinco días. Era evidente que necesitaba encontrar un trabajo cuanto antes.

Como la situación en verdad apremiaba, sin demora bajó a comprar el diario. Luego, sentada en la cocina, uno a uno revisó los anuncios de empleo para ver si ofrecían alguno que ella pudiera desempeñar.

Señaló unos cuantos y, poco después, con el periódico bajo el brazo enfiló hacia la calle. Confiaba en encontrar un buen trabajo y en que eso la ayudaría a plantarle cara al desánimo. Pero..., vanas esperanzas.

En el primero no la aceptaron porque su aspecto no era lo bastante bueno para estar sentada en la recepción y atender el teléfono. En otro la rechazaron de entrada porque estaba casada y tenía hijos. También la rechazaron en una empresa de limpieza porque no tenía experiencia. ¿Y qué había estado haciendo todos estos años en su casa?

Y así un día y otro. En todas partes le decían que era demasiado mayor o que no tenía experiencia.

Ya había perdido la cuenta de la cantidad de sitios a los que se había presentado cuando, mientras aguardaba su turno en la antesala del jefe de personal de una fábrica, hojeando el periódico se topó con un anuncio que llamó su atención. Era la foto de una muchacha y, debajo de ésta, un texto que decía:

Susana falta de su domicilio desde el pasado día 17. En el momento de su desaparición vestía blusa a cuadros y falda marrón. Cualquier información sobre su paradero llamar al teléfono 93 210 16 51.

«¿Cómo no se me ha ocurrido antes?», pensó Joaquina, al considerar que ése podría ser un buen sistema para dar con su hijo. Necesitaría una foto reciente y recordó que Gustavo tenía algunas en su habitación; las había visto mientras ordenaba el armario.

Se entretuvo dándole vueltas a la idea hasta que por fin la hicieron pasar al despacho. Entró con su mejor sonrisa, esforzándose en causar buena impresión, pero en menos de cinco minutos estaba fuera, pues según el jefe de personal no era la persona idónea para la tarea.

Aún tenía una entrevista aquel día, pero se sentía tan harta y agotada que decidió marcharse a casa. Al entrar vio a Fernando que hacía los deberes en la mesa del comedor.

—Hola —le dijo, y sin dejar el bolso se encaminó presurosa a la habitación de Gustavo en busca de la foto, cuando Fernando le preguntó:

—Mamá, ¿quién descubrió la penicilina?

—¡Yo qué sé! —respondió Joaquina malhumorada, pero se detuvo al instante pues notó que Fernando se había quedado de lo más sorprendido. Dejó el bolso sobre una silla y tras quitarse el abrigo, tratando de demostrar una paciencia que ya no tenía, se sentó junto a él y le dijo—: Busquémoslo en la enciclopedia, seguro que allí estará.

Claro que estaba. Y mientras Fernando copiaba unos datos, fue a la habitación de Gustavo. Nada más entrar notó algo raro, aunque no pudo precisar de qué se trataba. Abrió el armario, cogió las fotos y se quedó mirando una en la que aparecía de cuerpo entero, con las zapatillas que le habían comprado por su cumpleaños. Las mismas que ella había colocado junto al armario y que ya no estaban.

«Ha venido», pensó, y un sexto sentido la hizo correr hacia su dormitorio. Con manos temblorosas, encendió la luz y entonces vio que las sábanas planchadas que guardaba en el armario estaban en el suelo, revueltas y pisoteadas. Con un nudo en la garganta, no le fue difícil concluir: «Ha estado buscando dinero. Pero si ya no tenemos ni un céntimo».

Sin ánimo para recoger la ropa, apagó la luz y se marchó a la cocina. Allí, aunque no era su costumbre, se sirvió un coñac y luego, con la copa en la mano, fue a sentarse a la sala.

—Mamá —le dijo Fernando—, Martha ha venido a buscarte un par de veces.

—¿Qué quería?

—No me lo ha dicho, pero se ve que es urgente.

Joaquina apuró la copa de un trago, arrugó la nariz porque la bebida le quemaba la garganta, y fue a ver qué le pasaba a su amiga.

—¡Querida, por fin! Pensé que te había tragado la tierra —exclamó Martha al verla, y rápidamente agregó—: Pasá, vení, tengo que hablar contigo —se la veía muy excitada.

Joaquina fue tras ella. Martha estaba tan nerviosa que no sabía por dónde comenzar para que la sorpresa le hiciera mayor efecto. Al final dijo:

—¿Te acordás que hace unas semanas fui a pedir trabajo a un taller muy lindo? ¿Te acordás?

—Sí.

—Bueno, che, pues resulta que me llamaron hoy para decirme que las muestras estaban perfectas, ¡modestia aparte!, y que el trabajo es mío.

—¡Qué bien!

—Sí, pero ahí es donde entrás vos, por eso quería verte con tanta urgencia.

—¿Yo? —se extrañó Joaquina—. ¿Por qué?

—Es que en esa casa te obligan a hacer, como mínimo y ojo al dato, una docena de vestidos a la semana. ¡Es mucho y yo sola no podría! Y menos aún ahora que estoy tan atareada con los preparativos de la boda. ¡Ni soñarlo, che, te lo juro! Sólo puedo comprometerme si vos me ayudás. ¡Háceme la gauchada y decí que sí! Las ganancias serían a medias, claro, ¡y pagan muy bien!

—Y... ¿dónde trabajaríamos?

—Aquí en casa. Mirá, ¡este trabajo puede ser nuestra salvación! —insistió Martha.

«¡Y tanto!», pensó Joaquina, impresionada. Por primera vez la fortuna le brindaba una oportunidad, y en el momento que más la necesitaba.

—¿Qué me decís, aceptás? —inquirió Martha.

—¡Claro que sí! —exclamó Joaquina, y quedaron de acuerdo en comenzar al día siguiente.

Por ello, por la mañana temprano, Martha se encaminó al taller para decirles que aceptaba la oferta y para que le dieran las telas, los modelos y las medidas. Mientras tanto, Joaquina se llegó un momento para poner el anuncio en un periódico.

Anuncio que, por cierto, le salió carísimo, tanto que se quedó sin dinero y tuvo que regresar a pie. Pero como se sentía de mejor talante, no le importó.

Al llegar a la esquina de su casa, de lejos vio a Martha que bajaba de un taxi cargada con dos enormes fardos. Se acercó deprisa para echarle una mano. Entre las dos subieron los bultos. Martha preparó el cafecito de costumbre y se pusieron a trabajar.

Estuvieron un buen rato en silencio, concentradas en la tarea, hasta que Martha comentó:

—¿Sabés una cosa?, Cayetano quiere hacer una comida el día de la boda, para que todo parezca más real. Yo pienso que no es mala idea, ¿no crees?

—Es una idea estupenda.

—Sólo invitaremos a los más allegados, claro, porque el restaurante cuesta un ojo de la cara y la mitad del otro, y tampoco se trata de tirar la casa por la ventana, ¿me entendés?

—Sí. Y dime, ¿luego os marcharéis en viaje de luna de miel?

—Ah, ¡no lo sé! ¡Qué cabeza tengo, ni siquiera se me ocurrió!

—Podrías comentárselo a don Cayetano.

—No te quepa la menor duda. Ponéle la firma que esta misma noche lo hago. Me convidó a comer una pizza y cuando esté con la barriga llena aprovecharé para proponérselo.

Así fueron pasando las horas y también los días, hasta que llegó el jueves. Y como ése era el día que dijeron que saldría publicado el anuncio con la foto de Gustavo, Martha cogió sus bártulos y se fue a casa de Joaquina. Necesitaban estar junto al teléfono por si alguien llamaba.

De buena gana Fernando hubiera faltado a clase para quedarse también él, pero aquel día tenía que entregarle un trabajo al profesor de historia y, si no se presentaba, aquel viejo cascarrabias era capaz de suspenderlo.

Así es que, aunque a regañadientes, cogió sus libros y enfiló hacia el instituto, mientras Martha y su madre, sentadas junto al teléfono, no podían disimular su impaciencia.

La primera llamada la recibieron poco antes del mediodía.

—¿Sí...? —respondió Joaquina.

—¿Usted está buscando a Gustavo? —preguntaron del otro lado de la línea.

—Sí —respondió Joaquina esperanzada—. ¿Lo ha visto?

—Claro.

—¿Dónde está?

—Gustavo está en el lavabo, junto con Armando, y los dos están cagando. ¡Ja, ja, ja! —y colgaron.

También Joaquina colgó. Sin poder salir de su asombro, se dijo: «¿Cómo pueden bromear con algo tan serio?».

Poco después llamaron otras personas, no malintencionadas como la primera, pero que, cuando hacían una descripción del supuesto Gustavo que habían visto, ninguna correspondía.

Ya eran más de las cinco de la tarde cuando llamó alguien que hizo que Joaquina albergase nuevas esperanzas.

Por su voz, supo que se trataba de un muchacho.

—Puedo decirte dónde está Gustavo.

—¿Dónde está? —y miró significativamente a Martha al tiempo que asentía con la cabeza.

—Esa información no se regala; se vende.

—¿Cuánto? —preguntó Joaquina sin titubear.

—Pues..., con doscientos me conformo.

—De acuerdo —aceptó Joaquina, a sabiendas de que no disponía de esa cantidad—. Pero si quieres que te pague, antes tendrás que convencerme de que tu información es de fiar —le advirtió.

—Por supuesto —respondió el muchacho, y le indicó el sitio y la hora del encuentro.

—Allí estaré —dijo Joaquina, y colgó.

—¡Estuviste divina! ¡Ah, che, y qué facilidad de palabra, pero si no parecías la misma! —exclamó entonces Martha, que durante la conversación se había mordido las uñas para reprimirse las ganas de chillar que tenía.

Y fue precisamente Martha quien le dejó los doscientos euros, insistiendo en que de momento no los necesitaba. Juntas se encaminaron hacia el lugar de la cita, que era en una de aquellas callejuelas, cerca del puerto, por las que habían pasado cuando fueron en busca de Gustavo.

Puntuales se presentaron a la cita, pero por allí no se veía a nadie.

—Che, ¿cómo te reconocerá ese desalmado? —preguntó Martha.

—No lo sé —dijo Joaquina, y también le resultó extraño.

Ya había anochecido y ellas, mirando constantemente para uno y otro lado, aguardaban con auténtica impaciencia, muertas de miedo, a que el muchacho se presentara. Al cabo de un buen rato, vieron acercarse a uno. Caminaba con parsimonia y traía un cigarrillo encendido entre los labios. Sin quitárselo de la boca, mirando por debajo de las cejas, se acercó a ellas y les tendió una mano abierta mientras preguntaba:

—¿Lo reconoces?

Joaquina clavó sus ojos en aquella mano y al ver el pendiente en forma de cobra que solía llevar Gustavo, respondió:

—Sí.

—¿Has traído la pasta? ¡Dámela, rápido!

Joaquina le entregó el dinero sin rechistar y, a su vez, él le tendió un papel en el que había anotada una dirección.

—Pasa mañana y allí lo encontrarás —dijo antes de darse la vuelta para marcharse.

Joaquina observó cómo se alejaba y, cuando desapareció por la primera esquina, tuvo una corazonada. Procurando no hacer ruido con los tacones, fue tras él, seguida de Martha.

Al llegar a la esquina asomaron discretamente la cabeza y entonces pudieron ver cómo de un portal salía otro joven, que seguramente había estado aguardando, y se reunía con el muchacho.

A pesar de la oscuridad, creyó reconocerlo y, sin poder controlarse, gritó a pleno pulmón:

—¡Gustavo! ¡Gustavo!

Los muchachos giraron la cabeza y emprendieron la huida, perdiéndose entre el laberinto de callejuelas, amparados en la oscuridad.

—¿Tú has podido verlo? —quiso saber Joaquina.

—Yo..., sí.

—¿Era él?

—Si querés te miento, así vos te quedás más tranquila, pero a mí me parece que era Gustavo.

SEIS

Por más que Martha insistió, no hubo manera; Joaquina estaba decidida a ir sola. Consideraba que ya estaba bien de comportarse como una niña asustada que siempre necesita a alguien a su lado para dar un paso. Había llegado el momento de apañárselas por su cuenta.

—Quédate y adelanta el trabajo —le dijo—, yo volveré lo antes posible.

—Querida, ¡estás irreconocible! Te estás volviendo tan audaz que ya no parecés la misma.

«Sí —admitió Joaquina para sus adentros—, ya no parezco la misma.» Lo que no atinaba a descubrir era si debía alegrarse por ello o no.

Poco después, con el trozo de papel en el bolsillo —aunque de tanto mirarlo sabía la dirección de memoria—, se despidió de Martha y se marchó. A decir verdad, lo hacía sin demasiada ilusión, pues algo le advertía que debía ser falsa.

Y no iba desencaminada. Al llegar a la calle Comte Borrell y buscar el número que llevaba anotado, descubrió casi sin sorpresa que esa numeración no existía. Paseó un par de veces calle arriba y calle abajo, para cerciorarse de que en realidad era así. Y cuando ya no tuvo la menor duda, tal como había decidido durante las largas horas de insomnio, se encaminó directamente a la Jefatura de Policía. No le resultaba nada fácil, pero estaba dispuesta a poner la denuncia de la desaparición de Gustavo.

Un policía la acompañó hasta la sala de espera y le dijo que aguardara. Había allí otras personas, eran cinco en total.

—Buenos días —saludó Joaquina, y fue a sentarse junto a una mujer que ojeaba con avidez un periódico.

—Buenos días —le respondió ésta, mientras esbozaba una sonrisa nerviosa. Y quizá porque necesitaba hablar con alguien para ver si así lograba calmarse un poco, comentó con voz blanda—: Cada día repaso el periódico tres o cuatro veces. Es una manía, pero si no lo hago las dudas me destrozan. ¿Y sabe qué busco?

—No —respondió Joaquina, un tanto sorprendida.

—Notas como ésta —indicó la mujer, al tiempo que señalaba un recuadro que decía:

Nuevo caso de muerte por sobredosis. Son ya ochenta y nueve las víctimas mortales en lo que va de año.

En la madrugada de ayer, el joven H. M. D., de dieciséis años, fue encontrado sin vida en un portal de la calle Escudillers, con la jeringuilla aún clavada en el brazo.

—¡Qué horror! —se estremeció Joaquina.

—Las leo para asegurarme de que no se trata de mi hija, aunque sufro sólo de pensar que en cualquier momento ella puede correr la misma suerte.

—Ya —asintió Joaquina, y sintió que a partir de aquel momento también ella necesitaría hacerlo. Poco después, mirando a la mujer, le preguntó—: ¿Cuántos años tiene su hija?

—Quince solamente, y desde los trece que está metida en esto. Ya no sé qué hacer. He probado... —continuó diciendo, pero en ésas apareció un policía y la hizo pasar.

—Buena suerte —le deseó Joaquina.

—Gracias, la necesito —reconoció la otra, y fue tras el agente.

Inmóvil en su asiento, dando alguna cabezada cuando el sueño se le colaba por los ojos, Joaquina aguardó. Hasta que por fin le dijeron que podía pasar.

Allí dentro, le contó al oficial lo que había sucedido y cuando éste se lo pidió, rápidamente le entregó una foto de Gustavo. Mas, cuando le preguntó si sabía por qué su hijo había desaparecido, su primera reacción fue decir que no. Sin embargo, reconoció a tiempo que era absurdo mentir y que había llegado el momento de enfrentarse con la verdad. Entonces explicó:

—Según tengo entendido, Gustavo se droga, y el día de su desaparición robó ochocientos euros en el taller donde trabajaba.

El oficial no mostró sorpresa alguna, se limitó a anotar los datos y luego, dirigiéndose a Joaquina, le aseguró:

—En cuanto tengamos alguna noticia nos pondremos en contacto con usted.

—Ojalá sea pronto —dijo Joaquina antes de marcharse.

Pero los días fueron pasando, y de Gustavo no se tenían noticias. También Joaquina cogió la manía de salir a comprar el diario tan pronto se levantaba. Luego lo ojeaba con ansiedad y, si aparecía alguna noticia de un nuevo muerto por sobredosis, al comprobar que las señas no se ajustaban con las características de Gustavo, egoístamente, suspiraba aliviada. Después, se encaminaba a casa de Martha para, entre las dos, darle duro a la costura.

Así, días tras día, hasta que la proximidad de la boda de su amiga en cierta forma animó el ambiente. Martha era la viva imagen de la alegría y de alguna manera a su paso contagiaba a todos el incontrolable entusiasmo que sentía.

Si veía que Joaquina estaba más cabizbaja de la cuenta, ensimismada en quién sabe qué desagradables pensamientos, no dudaba en decirle:

—Mujer, alegrá esa cara. Cualquiera diría que estás de velorio.

Y eso era suficiente para ayudarla a reaccionar y, no sin esfuerzo, ella conseguía alegrar un poco el semblante.

Sin embargo, la víspera de la boda, Joaquina confesó:

—Creo que no iré, no me siento con ánimos para ir a fiestas.

Entonces Martha la observó con ojos muy redondos, y en tono enérgico no dudó en contestarle:

—Si vos no venís, yo no me caso. Y será culpa tuya si me quedo para vestir santos, pues sabés que no es mi vocación.

En vista de ello, Joaquina no tuvo más opción que claudicar:

—Está bien..., iré.

—¡Sos un ángel! —reconoció Martha agradecida, y casi en seguida agregó—: Tengo que pedirte otra cosa, querida, pero te aviso que me enojo si decís que no.

—¿De qué se trata?

—¿Querés ser mi madrina?

—En los matrimonios civiles no hace falta llevar padrinos —aclaró Joaquina.

—¡Tanto me da!, yo quiero tener madrina, y me gustaría que fueras vos.

—Bueno, pues si eso te hace ilusión, no tengo inconveniente, todo lo contrario.

Y fue la propia Joaquina quien se encargó de ayudarla a vestirse el día de la boda. La ceremonia estaba fijada para las doce del mediodía, pero a primera hora de la mañana Martha comenzó a prepararse. Quería lucir espléndida, la ocasión bien lo merecía, y no deseaba, por tanto, descuidar ni un solo detalle.

Mas su afán por tener un aspecto inmejorable la llevó a irse de la mano con el maquillaje, o al menos eso le pareció a Joaquina. Por ello, aunque con mucho tacto para que no se molestara, le advirtió:

—Creo que te has puesto demasiado colorete.

—¿Te parece, che? —dudó Martha, y sin pensárselo dos veces, se plantó de nuevo frente al espejo. Tras observarse concienzudamente, al final reconoció—: Es verdad, ¡pero si parezco una pepona! Es que los nervios me ciegan, ¿qué querés que le haga? —se lamentó, al tiempo que se esforzaba en reducir el encendido color de las mejillas.

—No te inquietes, todo irá bien —trató de tranquilizarla Joaquina.

—Eso espero —respondió, mientras iba de un lado a otro, pues le resultaba imposible permanecer un segundo quieta.

Y, cuando don Cayetano pasó a recogerla para ir al juzgado, ella aún no estaba a punto. Es más, al reconocer la voz del novio, fue disparada a esconderse a su habitación y, sin asomar siquiera la punta de la nariz, gritó:

—¡Que se marche él, ya nos encontraremos allá! Trae mala suerte que el novio vea antes a la novia.

—Dice que vaya usted, que ya se encontrarán allá —le repitió Joaquina, a pesar de que don Cayetano había oído perfectamente el chorro de voz.

Éste, palideciendo más aún de lo que estaba, preguntó intranquilo:

—¿Pero vendrá? ¿No me dejará plantado en el último momento?

—Hombre, ya lo creo que irá —afirmó Joaquina con mucha seguridad.

En aquel momento, Fernando salió de casa. Vestía el traje azul que antes había sido de Gustavo, y aunque las mangas de la americana le venían un poco cortas, le sentaba muy bien. Viéndolo con aquellas ropas, tan aseado y bien peinado, Joaquina reconoció con orgullo que daba gusto mirarlo.

Fernando se acercó lentamente, un tanto cohibido a pesar de que conocía a don Cayetano, y saludó a media voz:

—Hola.

Joaquina le pasó el brazo sobre los hombros y, tratando de poner un poco de concierto en aquel desorden provocado por los nervios y la timidez, le indicó a don Cayetano:

—Vaya usted y llévese a Fernando. Martha y yo iremos en seguida.

—Pero dense prisa —pidió don Cayetano, que no las tenía todas consigo.

—Descuide, saldremos detrás de usted. Adiós —lo apremió Joaquina para que se marchara, y cerró la puerta. Entonces fue a sacar a Martha de su habitación—: Si no espabilas, llegarás tarde y no te casarán.

—¡Ya estoy! —protestó Martha, aún con el frasco de perfume en la mano. Cogió el ramo de novia y salieron apresuradas en busca de un taxi.

Mas... ¿quién encontraba un taxi libre a aquellas horas y en aquel barrio? Desde luego, ellas no. Y los minutos transcurrían con alarmante rapidez.

—Querida, ¡que no llego! —se lamentó Martha, que sentía que iba a perder los nervios de un momento a otro.

Joaquina ni siquiera se atrevía a consultar el reloj. Pero en ésas vio pasar a Nasario, el hijo de la portera, y confió en que el joven podría auxiliarlas. Es que trabajaba de mecánico en el taller que había frente a la carnicería, y en el taller siempre había algún coche que podía ser utilizado en un caso de emergencia como éste.

—¡Nasario! —lo llamó, y en cuatro palabras le explicó lo que sucedía.

Nasario se rascó la cabeza...

—Si tenemos algún vehículo disponible, no tengo inconveniente en llevaros —respondió, y se encaminaron los tres hacia el taller.

Pero el único que había en aquel momento era la grúa.

—¡La grúa! —exclamó Martha—. ¿Cómo puedo presentarme montada en una grúa?

Aunque a regañadientes, no tuvo más remedio que aceptarlo, pues el tiempo apremiaba. Eso sí, colocó un plástico sobre el asiento para no mancharse el vestido, ¡y allá se marcharon!

Martha no podía ocultar su contrariedad. Y Joaquina, por ver si le servía de consuelo, le dijo:

—No podrás negarme que serás la novia más original presentándote en el juzgado en semejante carruaje.

Martha rompió a reír.

—¡Qué ocurrencia tenés! Desde luego, ¡sos capaz de animar a un muerto! —comentó, y volvía a tener la sonrisa fácil.

«Bueno», pensó Joaquina, «por lo menos, ya vuelve a sonreír.»

No podía decirse lo mismo de don Cayetano quien, serio como un enterrador y sin quitar el ojo del reloj, veía con creciente preocupación que la novia se demoraba más de la cuenta.

Formando un corro en torno a él, como si de esa manera le sirviesen de apoyo, estaba el reducido grupo de convidados. Eran unos veinte en total y, quien más quien menos, daba muestras de intranquilidad.

—Esto me huele mal —comentó por lo bajo Maruja, la dueña de la lavandería, acercándose a su marido.

—Calla, aguafiestas —le respondió éste, pues sabía lo que podía llegar a decir si no la paraba en seco.

Y fue precisamente Maruja quien, gracias a la prodigiosa vista que tanto la caracterizaba y que le hacía estar al corriente de todo cuanto sucedía en el barrio, primero divisó a Martha. Entonces empezó a dar voces:

—¡La novia! ¡Ahí llega la novia!

—¿Dónde? —exclamó don Cayetano, con el corazón en vilo. Y, al descubrir que Martha llegaba a bordo de una grúa, no pudo menos que exclamar—: ¡Es fantástica! Siempre guarda un as en la manga para sorprendernos a todos. ¡Vaya mujer!

Así que Martha, Joaquina y Nasario se reunieron con los demás, entraron todos en tropel en busca del juez. Y puesto que ya pasaba de la hora señalada, los hicieron pasar sin más demora.

Martha sonreía a unos y a otros, mientras que don Cayetano sólo le sonreía a ella, pues sólo tenía ojos para ella, aunque escuchaba atentamente las palabras del juez. Éste de pronto le preguntó:

—Cayetano Peris, ¿acepta por esposa a Martha Alejandro?

—Sí —respondió él rápidamente.

—Martha Alejandro, ¿acepta por esposo a Cayetano Peris?

Martha se demoró antes de contestar. Durante toda su vida había aguardado ese momento y no pensaba malgastarlo con una respuesta apresurada. Miró primero a don Cayetano, luego a Joaquina y a Fernando, y después al resto de los convidados.

Don Cayetano, que ignoraba el motivo de semejante dilación, sentía una bola en el estómago. Hasta que Martha, cogiéndolo de la mano, respondió:

—Sí, acepto.

Y como suele suceder en esos casos, se dieron un beso. Beso que quedó inmortalizado gracias a un fotógrafo de alquiler contratado para la ocasión. También recogió con su máquina el momento en que los novios abandonaban el juzgado, la lluvia de arroz que les lanzaron los bullangueros convidados, la cara que puso Joaquina cuando Martha le regaló el ramo, y el abrazo que se dieron las dos. Lo que no pudo plasmar la máquina fueron sus palabras:

—Gracias, querida, ¡sos una hermana para mí!

Luego, rápidamente se encaminaron todos a sus respectivos coches. Es que se había hecho bastante tarde y el hambre apretaba.

El restaurante que había elegido don Cayetano resultó muy agradable y el menú no se podía mejorar; los convidados quedaron de lo más sorprendidos.

Para ellos había dispuesta una mesa en forma de *u*, adornada con flores y velas, que arrancó los suspiros de Martha, pues ella ignoraba que don Cayetano se hubiera preocupado incluso de tan finos detalles.

Como es lógico, los novios ocuparon el lugar de honor, y a Joaquina la colocaron muy próxima a ellos, con Fernando a la izquierda y Maruja a la derecha. Ésta, que no perdía ocasión para meter las narices en los asuntos de los demás, adoptando un aire de inocencia que a nadie convencía ya, le preguntó con exagerada simpatía:

—¿Cómo es que Ramón y Gustavo no han venido?

Joaquina sintió un escalofrío de lo más desagradable en la espalda. Mas no fue tan prolongado como otras veces; cesó en el preciso instante en que, con voz pausada, contestó:

—Ramón se ha marchado de casa, y Gustavo también, aunque estoy haciendo todo lo posible para que mi hijo vuelva.

—Se ve que no los tratas muy bien —apuntó la otra con visible sarcasmo.

—Quizá sea eso —respondió Joaquina sin inmutarse, dejando a Maruja con dos palmos de narices.

Mientras tanto, los camareros se acercaron con unas fuentes repletas de auténticos manjares, lo cual centró la atención de los invitados. Entonces, don Cayetano aprovechó para entregarle a Martha un estuche. Aquél era su regalo de boda.

Sin recuperarse de la sorpresa, ella lo abrió con dedos torpes, y se encontró con un par de pendientes de oro en forma de corazón.

Tanto le gustaron, que inmediatamente se los colocó, y sólo entonces reunió el coraje suficiente para confesarle:

—Tendrás que disculparme, ¿sabés?, pero yo no te compré nada. Como era una boda de mentirita... ¡Qué vergüenza!

—Mmmm... —hizo él, con un evidente gesto de falso enfado, y luego agregó muy serio—: Pues me lo quedas a deber.

—¡Claro!, y no dudés en reclamármelo, ¿eh?

—Por supuesto que pienso hacerlo —sentenció don Cayetano, mientras se colgaba la servilleta del cuello para no ensuciarse el traje nuevo.

Todos comieron con envidiable apetito, bebieron con prodigiosa fruición y, después de los postres, Martha y don Cayetano cortaron la tarta nupcial. Entonces, cuando en los platos ya no quedó ni una migaja, comenzó el baile. Lo abrieron los novios con un vals, y les salió tan bien como si hubieran pasado tardes enteras ensayándolo. Luego pusieron un pasodoble y varias parejas saltaron a la pista. Incluso Joaquina bailó con Fernando.

Y la fiesta continuó con creciente animación durante varias horas, hasta que el gerente, con tacto y discreción, le ordenó al pinchadiscos que cesara la música, convencido de que, de lo contrario, aquel grupo tan bullanguero no vería el momento de marcharse. Entonces, poco a poco, los invitados comenzaron a retirarse. Y todos, al despedirse de Martha y don Cayetano, comentaban satisfechos:

—¡Ha sido una boda estupenda!

Joaquina, Fernando, Martha y don Cayetano regresaron a casa juntos, en la furgoneta de la carnicería. Durante el trayecto no pararon de comentar divertidos los incidentes del festejo, que los había a montones. Y, al llegar, Martha preguntó a Joaquina y a Fernando:

—¿Quieren entrar? Puedo preparar un cafecito en un segundo.

—No —se disculpó Joaquina—, estoy rendida. Buenas noches —y cada uno entró en su casa.

—Vos entrá con el pie derecho, dicen que trae suerte —le indicó Martha a don Cayetano en el momento en que éste se aprestaba a dar el primer paso hacia la que, a partir de entonces, sería su casa.

Obedeció sin rechistar, y entró como un soldado imperial, con el pie derecho muy alto, mientras se aflojaba la corbata con auténtico alivio. Luego Martha le enseñó la habitación que le había preparado y, antes de retirarse a la suya, le dijo:

—Gracias por todo, Cayetano, ¡sos un amor!

Don Cayetano se encogió de hombros y arqueó las cejas, diciendo sin palabras que ella bien se merecía todo eso y mucho más. Entonces Martha le dio un beso en cada mejilla y se marchó.

Pese a que aún era temprano, se fue directamente a la cama, pues se sentía agotada después de tantas emociones. Pero permaneció con los ojos abiertos, recordando las cosas tan gratas que le habían sucedido aquel día.

Así se estuvo un buen rato, hasta que oyó a don Cayetano levantarse. «¿Se encontrará mal?», pensó. «Quizá comió algo que no le sentó bien.»

Pero don Cayetano no se encaminó al lavabo, sino que fue a la habitación de Martha. Y, amparado por la oscuridad y por aquella puerta cerrada, se atrevió a confesar con voz débil:

—Martha..., toda mi vida he estado solo y eso nunca me afectó. Pero ahora, estando bajo el mismo techo y separado de ti, no sé..., me siento desamparado.

—Ay, Cayetano, cuánto lo siento.

—¿Te molestaría si te pido una cosa?

—Claro que no, decíme de qué se trata.

—¿Te importaría regalarme un trocito de tu lecho?

Martha sintió que el corazón se le desbocaba como cuando tenía quince años y se cruzaba por la calle con el chico aquel que la hacía suspirar. Y, casi en un susurro, dijo:

—¿Qué lado te gustaría más?

—Es igual, sólo quiero estar cerca de ti —respondió don Cayetano abriendo lentamente la puerta. Entró casi de puntillas y se metió en la cama, notando que el pecho le venía pequeño para tanto amor.

SIETE

A la mañana siguiente, tal como solía hacer cada día, Joaquina se levantó muy temprano. Rápidamente bajó a comprar el periódico y, después de ojearlo mientras desayunaba, se instaló junto a la ventana de la sala con la costura en la mano. Habían acordado con Martha que, mientras ésta no regresara del viaje de luna de miel, ella adelantaría la tarea. Y en ésas estaba, concentrada en el trabajo, cuando a eso de media mañana llamaron a la puerta.

Al abrir, Joaquina se encontró cara a cara con Martha, que no tenía bastante con sus ojos, su boca, sus manos, sus brazos... para expresar tanta felicidad como sentía. Y, mientras entraban, juntando las manos, Martha le espetó:

—Pasó, ¿sabés?, ¡pasó!

—¿Qué es lo que pasó? —preguntó Joaquina.

—Pues..., este... —titubeó Martha, que no encontraba las palabras—. Resulta que el casamiento ya no es de mentirita, ahora es con papeles y... ¡todo lo demás! ¿Me entendés?

—¡No puedo creerlo! —exclamó Joaquina.

—Créeme, che, ¡es la pura verdad! —afirmó ella, mientras se acomodaban en el sofá.

Estuvieron un rato de charla, hasta que Martha miró el reloj; entonces se incorporó casi de un salto como si tuviera resortes en las posaderas.

—¡Qué espanto, es tardísimo! —exclamó—. Aún tengo que preparar las valijas y hacer los bocadillos para el viaje.

—¿A qué hora sale el tren? —preguntó Joaquina.

—A las siete, creo.

—Me gustaría acompañaros a la estación.

—Y a mí me encantaría que vinieras, para qué te lo voy a negar.

—Entonces llámame cuando estéis a punto de salir.

En efecto, poco después de las seis Martha la avisó que ya estaban preparados. Rápidamente Joaquina se pasó un peine y, tras coger el bolso, fue a reunirse con ellos. Sólo ver a don Cayetano, reconoció con gran asombro que no era el mismo de siempre. ¡Pero si parecía más joven e incluso estaba más guapo...! Claro que no hizo comentarios al respecto; le hubiera dado mucha vergüenza.

—¿Y Fernando? —quiso saber Martha.

—Hoy tiene entrenamiento. Esto del fútbol lo lleva de cabeza.

—A ver si nos sale un jugador famoso. ¡Qué divino! Ojalá, porque con los millones que ganan nos podría mantener a todos —comentó Martha risueña.

—No lo sé. Un día dice que quiere ser jugador y al siguiente que quiere ser veterinario. Aún no lo tiene claro. Pero lo que sí es seguro es que éste hará carrera.

—¿Y a vos qué te gustaría más, verlo con los pantalones cortos o con la bata blanca?

—Tanto me da, lo importante es que él se encuentre bien.

—¡Eso no lo dudes, querida! —sentenció Martha, mientras don Cayetano pedía un taxi por teléfono.

Es que Martha, sólo de pensar que les podía suceder lo mismo que el día anterior, se echaba a temblar.

En cuanto llegó el taxi, bajaron las escaleras muy deprisa y algo nerviosos. Joaquina, que los ayudaba con las maletas, casi no podía contener la risa. ¡Si parecían dos críos!

—¡A la estación! —ordenó don Cayetano con voz de trueno. Estaba de muy buen humor, y no era para menos: aquéllas eran las primeras vacaciones que cogía en su vida, y tenía planeado disfrutarlas desde el primer al último segundo.

Ya en la estación, no había manera de que se estuviera quieto. Paseaba arriba y abajo por el andén y cuando por fin anunciaron el tren de Sevilla, se quedó paralizado. ¡Había llegado el momento!

Cortés como siempre, dejó subir primero a Martha. Una vez en el compartimento, con ojos encendidos se asomó a la ventanilla, y aunque aún restaban unos cuantos minutos de la salida, él preparó su pañuelo. Y el pañuelo ondeó en lo alto cuando el tren inició su andadura, y no dejó de agitarse durante un buen rato.

Joaquina los despidió agitando su mano hasta perderlos de vista. Entonces, cuando el tren hubo desaparecido, repentinamente se encontró sola y desamparada, tanto, que sintió miedo. Un miedo que resultaba difícil de dominar.

Miró detrás de ella, tratando de atisbar un peligro inminente que pudiera estar al acecho, mas no vio nada. Con una enorme desazón que le oprimía el pecho y deseosa de llegar a casa cuanto antes, se dirigió a grandes pasos hacia la parada del metro.

La espera, el trayecto en el metro, y el camino desde la estación hasta casa se le hicieron insufribles. Mientras buscaba las llaves en el bolso para abrir la puerta, oyó sonar el teléfono. Se puso aún más nerviosa, sin entender el porqué, y le resultaba difícil dar con las llaves. Cuando por fin las encontró, no acertaba con la cerradura. Para cuando consiguió abrir la puerta, el teléfono había dejado de sonar.

«Si se trata de algo importante, volverán a llamar», concluyó para sus adentros, tratando de serenarse. Y, en efecto, media hora después, el teléfono volvía a sonar.

—Sí...

—Buenas noches; quisiera hablar con la señora Joaquina Medrano.

—Soy yo.

—La llamo de la Jefatura de Policía; es para avisarle que hemos encontrado a su hijo.

—¡Gracias a Dios! ¿Y cómo está?

—Bien, supongo que bien.

—¿Cuándo puedo ir a buscarlo?

—Precisamente de eso quería hablarle.

—¿Por qué?

—No quisiera hacerlo por teléfono. Será mejor que pase usted por aquí.

—¿Puedo ir ahora?

—Sí.

—No tardaré mucho —dijo Joaquina, y colgó—. Salió como alma que lleva el diablo. Y, como a aquella hora no había otras personas aguardando para hablar con el comisario, la hicieron pasar al cabo de unos minutos.

No era muy difícil ver que estaba hecha un saco de nervios.

—Lo hemos encontrado esta tarde, pero no quiere volver a casa —le comunicó el comisario.

—Pues tendrá que hacerlo, es menor de edad y puedo obligarlo —replicó Joaquina a punto de perder el control.

—¿Para qué? ¿Para que vuelva a escaparse? ¿Qué hará usted entonces?

—No lo sé... —admitió ella con voz entrecortada.

—Se lo diré: recurrir otra vez a nosotros, como tantos otros padres, y nosotros tratar de nuevo de dar con él. Y si lo consiguiéramos, lo forzaríamos a volver otra vez a casa, y él, entonces, volvería a escapar.

—¿Qué me aconseja? Es que yo no sé qué hacer.

—He hablado con Gustavo y está de acuerdo en someterse a una cura de desintoxicación.

—Eso está bien, ¿verdad?

—Sí, siempre y cuando ponga de su parte.

—Ya pondrá, claro que sí, estoy convencida de ello.

—Me ha dicho también que no quiere que vaya usted al hospital a visitarlo.

—¡Pero si soy su madre!

—Es mejor que no lo haga —la advirtió el comisario.

Y Joaquina no lo hizo, aunque tuvo que librar duras batallas consigo misma para no ceder a la tentación de verlo al menos un ratito.

En cambio Fernando, al enterarse dónde estaba su hermano, no dudó en presentarse. Le prometió a Gustavo que nada diría al respecto y, como siempre, lo cumplió a rajatabla.

Joaquina jamás llegó a enterarse, pese a que iba a diario al hospital para llevarle a Gustavo frutas, flanes o zumos. Entonces, con evidente ansiedad, mientras entregaba el paquete, le preguntaba a la supervisora de la planta:

—¿Cómo va?

—Aún es pronto para saberlo. Hemos de esperar —era la respuesta que escuchaba cada día. Y ella confiaba en que tarde o temprano le dirían que Gustavo estaba curado. ¡Con cuántas ansias aguardaba ese día! Pero ese momento no llegaba, y ella empezaba a desanimarse.

Una buena mañana, cuando Joaquina se presentó en el hospital con su paquete de comida, al salir del ascensor se topó con la supervisora. Parecía más seria que otros días pero, sin amilanarse porque el corazón le decía que algo había sucedido, Joaquina se apresuró a preguntar:

—¿Cómo está Gustavo?

—Siento tener que darle esta noticia, pero anoche se escapó de aquí.

—No es posible... —acertó a susurrar Joaquina, mirándola fijamente.

La supervisora no supo qué decir, y tratando de zafarse de aquella incómoda situación, entró muy deprisa en el ascensor y desapareció.

«¿Y ahora qué hago?», se preguntó Joaquina, y al mirar el paquete que sostenía entre los brazos se sintió ridícula. Lo dejó en el suelo, y lentamente bajó por las escaleras.

Andando y andando llegó a casa. Se sentía tan dolorida como si le hubieran dado una paliza, y tan desorientada que llegó a dudar que pudiera existir algún destello de luz capaz de guiarla. Todo le costaba tanto que incluso abrir la puerta le significó un esfuerzo. Y, al entrar, se encontró a Fernando de pie en medio de la sala.

El muchacho la observó con la picardía del que se trae algo entre manos, y la inquietud de su cuerpo mostraba a las claras que allí pasaba algo.

—Tengo una sorpresa —dijo entonces Fernando.

—¿De verdad? —exclamó Joaquina, y rápidamente miró hacia la habitación de Gustavo.

—¡Aquí está! —anunció Fernando triunfante, al tiempo que le enseñaba el pequeño gato que le habían regalado.

Joaquina palideció como si hubiera visto al mismo demonio. Con gesto contrariado y voz nerviosa, sólo se le ocurrió gritarle:

—Lo sacas ahora mismo a la calle. No quiero animales en casa.

Fernando deseaba replicarle a su madre, decirle que no estaba dispuesto a desprenderse del animal, pero no le salían las palabras. Boquiabierto, sentía que los ojos se le llenaban de lágrimas, mas no quería llorar. Temblaba de pies a cabeza como si un terremoto sacudiera el suelo que pisaba. Y de pronto, incapaz de soportar un segundo más aquella situación que él consideraba tan injusta, corriendo se precipitó a la calle. Sentía rabia consigo mismo por no saber plantar cara y defender lo que era suyo.

Entonces Joaquina, tratando de justificarse consigo misma, se dijo: «Sólo me faltaría dejarles traer animales a casa. Luego tendría que cuidarlos yo, y ya tengo demasiados quebraderos de cabeza».

Y aunque lo dijo con convicción, no se le pasó por alto que tiempo atrás no hubiera reaccionado así. Es más, hubiera dejado que Fernando se quedara con el gato. Al darse cuenta de ello, se sintió peor.

«Bueno, ya está hecho», se dijo por si le servía de consuelo, y deseosa de no pensar en nada más, se encaminó hacia la cocina. Abrió la nevera y, sólo entonces, recordó que estaba vacía y que no se había preocupado de comprar algo para Fernando y para ella. Gustavo, sólo Gustavo, últimamente ya no tenía cabeza para nada más. Incluso por momentos, ni siquiera tenía ánimos para dar un paso.

—No cocino, hoy no cocino —murmuró quejumbrosa, y aquel día volvieron a comer bocadillos.

Se sentaron a la mesa en silencio, evitando mirarse a los ojos. Luego, cuando Fernando regresó al instituto, ella retomó la costura. Entretenida con el trabajo, las horas se le pasaron sin casi notarlo. Tanto que, cuando Fernando regresó, ella continuaba enfrascada en la tarea.

Entró sin apenas saludar, y rápidamente se encerró en su habitación. Cogió la enciclopedia de los animales, que guardaba como un tesoro en la parte más alta de la estantería, y comenzó a mirarla con detención.

Permaneció así hasta que el teléfono sonó un par de veces y luego enmudeció. Mas, poco después, volvieron a llamar.

—¡Ya voy! ¡Es para mí! —dijo Fernando, abalanzándose prácticamente sobre el aparato.

Aunque su actitud resultaba un tanto extraña por lo desacostumbrada, Joaquina no reparó en ello. Y aunque tampoco estaba muy pendiente de él, al estar muy próximos escuchó lo que decía:

—Sí —y miraba de reojo a su madre.

—Sí, sí... —titubeó poco después, ruborizándose.

—¿Cuándo? —preguntó al cabo de un momento, visiblemente incómodo.

—Hasta mañana —se despidió, y colgó deprisa.

Sólo entonces le pareció a Joaquina que allí había algo raro.

—¿Quién era?

—Un amigo —tardó en responder Fernando, y luego se escabulló hacia su habitación.

«La próxima vez lo cogeré yo», decidió Joaquina. En efecto, un buen rato más tarde volvieron a llamar; entonces fue ella quien se precipitó a descolgar el aparato.

—¿Sí?

—Joaquina, ¡corazón!, soy yo. ¿Cómo estás, querida?

—Martha... ¡Qué ilusión! ¿Dónde estás?

—En la gloria. Más feliz que chancho al sol.

—¿Lo estáis pasando bien?

—¡Ah, sí! De película.

—¿Te gusta todo aquello?

—Muchísimo, no te hacés una idea. ¡Qué lindo que es! ¡Qué plazas tiene Sevilla! ¡Qué calles! ¡Qué monumentos! ¡Y qué calor! Me paso el día sudando como una condenada. Pero bueno, mientras el cuerpo aguante, ¿no es cierto?

—¿Cuándo regresáis?

—Llegamos mañana. Cayetano está un poco tristón porque tenemos que irnos. Pero mirá, yo le dije: Querido, no te preocupés por tan poca cosa, para fin de año nos hacemos otro viajecito y ya está. ¡Año nuevo, viaje nuevo!

—No sabes cuánto te envidio.

—¡Ay, che, ni que yo fuera la reina del Nilo! —y, luego de una pausa, agregó—: No sabés las ganas que tengo de verte. Es que tengo tantas cosas para contarte. Mirá, resulta que... —iba a continuar Martha, pero al parecer llamaba desde una cabina y, al acabársele las monedas, la comunicación se cortó.

«Llegan mañana», pensó Joaquina un tanto preocupada, mientras revisaba los vestidos que tenía terminados y que, por cierto, no eran muchos. Es que con el trajín de los últimos días, con tanto ir y venir, no había trabajado todo lo que hubiera querido.

«Bueno, esta noche me quedo levantada hasta tarde y adelanto», se propuso. Y en efecto, permaneció trabajando hasta caer rendida de sueño. Entonces se fue directamente a la cama, andando más dormida que despierta, tanto que parecía sonámbula.

Sólo poner la cabeza en la almohada se durmió. Mas, al cabo de un rato despertó sobresaltada y ya no pudo conciliar el sueño. A pesar de ello continuó en la cama hasta que el despertador sonó con su voz estridente. Poco después, enfilaba sus pasos hacia la Jefatura de Policía para comunicarle al comisario que Gustavo había escapado, ya que no sabía si lo habrían avisado del hospital.

Regresó a casa al filo del mediodía, y en su cabeza aún daban vueltas las palabras que éste le había dicho: «No quiero desanimarla, pero si Gustavo no permite que lo ayuden, todo lo que se haga será en vano».

«Es muy fácil hablar, pero ya me gustaría verlo en mi lugar para saber qué haría entonces», se quejó Joaquina mientras entraba en casa.

Por mucho que intentara no pensar en ello, le resultaba imposible. No veía una salida, sólo notaba que las fuerzas se le escapaban como la arena en un saco roto. Tal era su estado que ya no se esforzaba por disimular ante los ojos de Fernando lo mal que se sentía. Es más, ya casi ni se hablaban y poco sabía Joaquina de cómo se encontraba el chico.

Aquella tarde Fernando regresó a la hora habitual, y rápidamente se metió en su habitación. Permaneció encerrado un buen rato, con el casete conectado mientras hacía gimnasia para fortalecer los músculos de las piernas. El míster le había advertido que su disparo no era demasiado potente y, fuera como fuera, estaba decidido a mejorarlo. El fútbol se había convertido en su único refugio y todo esfuerzo resultaba poco para aumentar su rendimiento.

De tanto en tanto consultaba el reloj y, cuando lo creyó oportuno, vistió la cazadora y salió.

—¿Dónde vas? —le preguntó Joaquina muy seria, no porque estuviera enfadada, sino porque últimamente aquélla se había vuelto su forma de hablar.

—Eh... —balbuceó Fernando—. Voy a casa de un compañero —agregó mirando hacia el suelo, y se marchó a toda prisa.

En ese preciso momento recordó Joaquina la extraña llamada del día anterior. Y con la mosca tras la oreja, sin pensárselo dos veces decidió seguirlo para averiguar dónde iba realmente.

Sin perder tiempo se puso el abrigo, cogió las llaves y abrió la puerta muy decidida. Se encontró frente a frente con Fernando que, parado en el rellano, charlaba con Martha y don Cayetano recién llegados.

Madre e hijo se miraron fijamente, como tratando de adivinarse el pensamiento. Martha, que con la emoción del momento no advirtió lo que sucedía, con su habitual torrente de palabras rompió tan embarazosa situación.

—¡Querida, dichosos los ojos que te ven! Dame un abrazo bien fuerte. ¿Cómo estás?

—Bien, ¿y tú? —preguntó Joaquina.

—Muerta, che. Tengo los huesos molidos de tanto viaje. Es como si me hubiera pasado una aplanadora por encima, ¡no te exagero! —dijo, llevándose las manos a los riñones, y Fernando aprovechó para dar media vuelta y marcharse apresurado.

Bajó las escaleras todo lo rápido que sus piernas lo permitieron y no paró de correr hasta que dobló la esquina. Entonces, jadeando, se quedó allí agazapado, espiando temeroso por si su madre iba tras él.

Bien es cierto que Joaquina continuaba con la idea de ir tras sus pasos, pero Martha la cogió del brazo, obligándola prácticamente a entrar con ellos en la casa. Una vez dentro, la miró con mayor atención y le dijo frunciendo el entrecejo:

—Te noto desmejorada; hacés muy mala cara. ¿Qué te pasa?

Entonces, por prudencia, don Cayetano se retiró discretamente a su habitación para que ellas pudieran hablar con tranquilidad.

Joaquina aguardó un momento antes de comenzar, luego, de forma rápida, pues tampoco tenía ganas de extenderse en detalles, la puso al corriente del infierno que habían sido aquellos días.

—Este muchacho te va a hacer salir canas verdes —protestó Martha—. No es el mismo, lo han dado vuelta como a un calcetín.

—Sí... —asintió Joaquina, que nunca hubiera imaginado que podría llegar a ser tan difícil y complicada la relación con un hijo. De pronto Gustavo se había convertido en un ser resbaladizo que se le escabullía de las manos.

—Querida, vos sabés que a mí no me gusta dar consejos, pero permíteme que te diga una cosa: Gustavo te está tomando el pelo, se ríe de vos en tus propias narices.

—¿Te parece?

—Por favor, ¡más claro echále agua!

—Es que eso de la droga es como una enfermedad.

—Pues el enfermo debe estar en cama y atendido, che, y si él no quiere que nadie lo ayude, que se las arregle solito.

Joaquina bajó la cabeza y calló. Entonces Martha se sintió molesta consigo misma por haberse ido de la lengua. Había hablado más de la cuenta y sólo había conseguido aumentar el desasosiego de su amiga. Permanecieron un rato en silencio, hasta que:

—Y Fernando, ¿cómo está? —preguntó Martha, que siempre tuvo una marcada preferencia por el pequeño.

Joaquina, sin saber exactamente qué responder, se encogió de hombros y meneó la cabeza. No quería pararse a pensar cuánto daño estaría causando a Fernando aquella situación, prefería no reconocer que el muchacho estaba carente de atención y de afecto. El caso es que ella no sabía hacerlo mejor.

Joaquina suspiró hondo y permaneció quieta, impotente, con la mirada perdida.

Mientras tanto, con paso lento y extremando la cautela, Fernando se encaminaba al lugar del encuentro. De tanto en tanto se detenía ante un escaparate y, fingiendo observar lo que allí había expuesto, aprovechaba para echar un vistazo y asegurarse así de que su madre no lo seguía. Cuando ya se convenció de que nadie iba tras él, se dirigió directamente a la plaza.

Al llegar, paseó la mirada de un lado a otro, buscando a Gustavo, pero éste aún no se había presentado. Entonces, se sentó en un banco a la espera de su hermano.

OCHO

Gustavo se alejó casi corriendo, y Fernando quedó como pegado al asiento. Jamás había desconfiado de él y siempre lo había mirado con ojos de admiración, aunque ahora sentía un extraño recelo. Nunca se había negado a hacer lo que el otro le pedía, y tampoco dejaría de hacerlo en esta ocasión, pero notaba que le costaba más de la cuenta.

«Lo necesito, ¿me entiendes? Es sólo por unos días y luego te la devuelvo», le había repetido Gustavo un par de veces con gesto de desesperación, hasta que Fernando finalmente había accedido.

Pero ahora, Fernando sentía miedo. Claro que no se echaría atrás, pues ya se lo había prometido, sólo que no sabía cómo hacerlo para que su madre no lo descubriera.

Paso a paso, regresó a casa. Y aunque aquel día no había merendado, se fue a la cama sin cenar. Entonces, con los ojos abiertos, dejó que las horas transcurrieran, oyendo a su madre darle duro a la máquina de coser.

Joaquina estuvo trabajando hasta muy tarde, y al notar que los ojos se le caían de sueño, también ella tomó el camino hacia la cama. De tan agotada no tardó en dormirse, y comenzó a roncar de forma suave y acompasada.

Al oírla, Fernando se incorporó lentamente, y con el corazón desbocado de tan asustado como estaba fue de puntillas hacia la habitación de Joaquina. Si conseguía no hacer ningún ruido, ella no se enteraría de nada. Pero... ¿y si se despertaba? Sólo de pensarlo se sentía estremecer.

Sigilosamente fue bordeando la cama, con los brazos tendidos hacia adelante para asegurarse de no tropezar con algún mueble, y cuando ya tenía la mesilla de noche al alcance de la mano, en el momento en que se disponía a abrir el cajón, Joaquina se removió entre las sábanas y Fernando salió disparado. Tal era la prisa que llevaba que acabó golpeándose fuertemente con el marco de la puerta.

—¿Qué sucede? ¿Quién anda ahí? —exclamó Joaquina alarmada, al tiempo que encendía la luz.

Pero Fernando no dijo ni pío, se mordió el labio para no gritar de dolor y corrió a meterse en la cama, fingiendo que dormía profundamente.

Aunque nunca se jactó de ser valiente, sino todo lo contrario, Joaquina se levantó e inspeccionó la puerta y las ventanas, temerosa de que hubiera entrado alguien; echó una ojeada en la habitación de Gustavo, y después fue a cerciorarse de que Fernando se encontraba bien. Luego, tras mirar en la cocina y en el baño, en vista de que allí no había nadie, concluyó que tal vez había tenido otra pesadilla, y regresó a su cama.

Fernando respiró aliviado, pues se había salvado por bien poco, y aquella noche no volvió a intentarlo. Entre otras cosas, porque sabía que a su madre le costaría volver a dormirse.

Estuvo un buen rato pensando cómo y cuándo lo haría, pues Gustavo le había advertido que le corría mucha prisa. Y siguió dándole vueltas y más vueltas, hasta que sin darse cuenta se durmió. Mas, a la mañana siguiente, mientras desayunaba, al ver que su madre se preparaba para ir a trabajar con Martha, se le ocurrió la idea.

Para no levantar sospechas trató de comportarse de forma normal y, a la hora de siempre, con los libros bajo el brazo salió hacia el instituto. Sólo que a medio camino se detuvo y, sentado en un banco, aguardó. Dejó pasar un tiempo prudencial y luego se puso en marcha.

De repente, se sintió tentado de llamar a casa por teléfono para asegurarse de que realmente su madre no estaba, pero en el último momento consideró que ella podría oírle desde el piso de Martha. Así es que salió de la cabina y sin más demora regresó a casa.

Subió, silencioso y sin prisas, repitiéndose la excusa que daría en caso de ser descubierto. Mas consiguió llegar sin que nadie lo viera. Manipuló entonces las llaves con tal suavidad que la puerta apenas hizo ruido al abrirse. Rápidamente se dirigió a la habitación de Joaquina y de la mesilla de noche cogió una pequeña caja de latón que le resultaba muy familiar. La ocultó en su mochila y salió con el mismo sigilo con que había entrado.

Pero, al llegar a la calle, arrancó en veloz carrera como si en ello le fuera la vida. No paró de correr hasta estar lejos del barrio, bien lejos. Cuando se sintió fuera de peligro aligeró el paso y poco después se sentó a recobrar el aliento.

Entonces, tras mirar hacia uno y otro lado y comprobar que por allí no circulaba nadie, sacó la vieja caja y la abrió.

Dentro, bien lo sabía él pues Joaquina se los había enseñado en varias ocasiones, había unos pendientes con una piedra roja.

—Eran de la abuela Fermina. Es lo único que tengo de ella —solía decir su madre cada vez que les mostraba su «pequeño cofre del tesoro».

También estaba la sortija de bodas, y un camafeo que a Fernando le gustaba más que el resto de las joyas, quizá porque lo encontraba diferente, o tal vez por los colores con que estaba pintado.

—Éste me lo regaló la tía Engracia un día en que se sintió generosa. Nunca más me regaló nada, y creo incluso que pronto se arrepintió de habérmelo dado —bromeaba Joaquina.

Fernando cerró la caja y se puso a andar. Estuvo dando vueltas sin rumbo hasta que llegó la hora de regresar a casa. Nunca hubiera imaginado que le costaría tanto hacerlo, ni que le resultaría tan penoso enfrentarse a su madre.

«Es por pocos días; luego Gustavo me las devolverá», no dejaba de decirse mientras comían. Mas, a pesar de ello, se sentía fatal y deseaba que llegara la hora de ir al instituto. En ésas, sonó el teléfono un par de veces para luego enmudecer y, al cabo de unos instantes, volvió a llamar.

Fernando ya se aprestaba a cogerlo cuando Joaquina le interceptó el paso y, en un tono que no admitía discusión, le dijo:

—No, voy a contestar yo —y sin más agarró el auricular.

—¿Sí...?

Al oír su voz, colgaron rápidamente. Y Joaquina, fijando sus ojos en los de Fernando, comentó:

—Qué raro, han colgado. ¿Tienes idea de quién podría ser?

Fernando meneó la cabeza sin demasiada convicción, y con movimientos tensos recogió la mochila y se marchó. Estaba hecho un verdadero lío, pues si Gustavo no podía comunicarse con él, ¿cómo haría para entregarle la caja?

Durante las horas de clase también pensó en ello, prestándole más atención a sus dudas que a las explicaciones del profesor. Mas, al salir del instituto, de lejos vio a su hermano esperando en la esquina.

Se acercó a él a grandes pasos y, sin más rodeos, Gustavo le pidió la caja. Cuando Fernando se la enseñó, se la arrebató de las manos y, una vez que la tuvo en su poder, dio media vuelta y se marchó apresurado como si alguien lo persiguiera.

—¿Cuándo me la devolverás? —le gritó al ver que se alejaba. Pero su hermano no respondió. Ni siquiera le hizo caso, y eso no le pasó por alto a Fernando.

«No es el mismo de siempre. Es como si se hubiera convertido en otra persona», pensó apesadumbrado, sintiendo que el nuevo Gustavo le inspiraba un cierto recelo. Y, por primera vez en su vida, desconfió de su hermano; incluso llegó a dudar si le devolvería la caja tal como le había prometido.

Continuó andando, absorto en sus pensamientos, hasta que en lo alto de un edificio vio un reloj luminoso. Sólo entonces se dio cuenta de que el tiempo había pasado y echó a correr. Tenía entrenamiento y no deseaba llegar tarde, pues podrían poner a otro en su lugar.

También a Martha las horas se le habían pasado volando y cuando levantó la vista de la costura ya eran más de las seis.

—¡Vaya, ya ha comenzado el programa! —exclamó, y se apresuró a encender la radio.

En efecto, el programa había empezado. La ronda de presentaciones ya había concluido y el primero de los invitados hacía uso de la palabra.

—¿Cuál será el tema de hoy? —se preguntó Martha en voz alta, y pronto lo supo: el asunto a debate era la droga. Entonces, preocupada porque Joaquina pudiera sentirse molesta, le dijo—: Si querés, cambio de emisora.

—No es necesario.

—De verdad, ¿eh? Mirá que si me quedo un día sin escucharlo no pasa nada —insistió Martha.

—No, déjalo, me interesa saber qué dicen.

—Hacés bien, lo mejor es estar informado —y Martha aprovechó para aumentar el volumen. Luego regresó a su asiento y, entre puntada y puntada, seguía la charla con interés.

También Joaquina estaba pendiente de cuanto allí se decía. Y cuando el presentador del programa indicó que todas las personas que así lo quisieran podrían llamar para exponer su caso y realizar consultas, sintió el irresistible impulso de hacerlo.

Mas se contuvo, y permaneció sentada en la silla. Sin embargo, Martha notó que estaba inquieta e indecisa, y creyendo adivinar el motivo, decidió animarla:

—¿Por qué no llamás?

—Sí —dijo Joaquina, sin pensárselo más, y con gesto decidido cogió el teléfono para marcar el número que acababan de indicar por la radio. Pero comunicar con ese número no era tarea fácil, pues siempre daba ocupado. Así, una y otra vez. Hasta que, tras mucho intentarlo, finalmente lo consiguió.

Cuando el locutor se lo indicó, Joaquina expuso su problema de forma concisa, tal como le habían recomendado, y luego agregó:

—Quisiera que me explicaran qué puedo hacer.

Uno de los invitados al programa, especialista en el tema, tomó entonces la palabra y dijo:

—Su hijo necesita un tratamiento de desintoxicación lo antes posible; sólo así podrá superar el problema de la droga.

—Ya estuvo ingresado en el hospital, pero se escapó.

—Lamentablemente, lo mejor en estos casos es recurrir a un centro privado, pues disponen de más medios. ¿Podría usted pagar la internación de su hijo?

—Sí —respondió Joaquina con presteza, pues no pensaba escatimar recursos con tal de ver a Gustavo curado.

Entonces, a micrófono cerrado para que no pareciera publicidad, le pasaron los datos de la clínica y el nombre de la persona a la que debía dirigirse.

—Gracias —concluyó Joaquina, y luego colgó.

—Te felicito, che, ¡qué bien que estuviste! Y qué linda te sale la voz por la radio. Lástima que no te grabé para que pudieras escucharte.

—Es igual —respondió Joaquina, dando a entender que eso la traía sin cuidado. Su preocupación era averiguar cuánto le cobrarían en la clínica para ocuparse de Gustavo.

Al día siguiente, Joaquina se presentó en la clínica y dijo que deseaba hablar con el doctor Visiedo, tal como le habían informado en la emisora de radio.

El médico no la hizo esperar y se mostró sumamente amable. Le explicó el tratamiento que ellos seguían, luego le enseñó las dependencias del centro y, por último, la puso al corriente de las tarifas que cobraban, facilitándole un impreso.

Al ver los precios, pues las cifras eran francamente altas, Joaquina se quedó sin palabras. Miraba los números una y otra vez, para asegurarse de que los nervios no le estaban jugando una mala pasada.

Luego, cuando el doctor Visiedo le dijo que podía conservar el impreso, lo guardó en el bolso y se marchó, preguntándose de dónde sacaría tanto dinero.

Durante el camino, mentalmente hizo cuentas, y al llegar a casa cogió lápiz y papel y continuó haciendo números. Pese a todo su esfuerzo, las cifras no le salían.

Por más que se apretaran el cinturón, aunque trabajara más horas, resultaba evidente que con lo que ella ganaba no podría pagar la clínica y disponer de un poco de dinero para ir tirando.

«A no ser..., a no ser que Fernando también trabaje», se dijo Joaquina, y la idea pareció animarla. Entonces volvió a coger el lápiz y, contando con otro sueldo, aunque éste fuera reducido, comprobó que podrían intentar hacer frente a la situación sin verse obligados a pasar grandes apuros.

Claro que Fernando tendría que trabajar por las tardes, fuera del horario escolar, y perderse los entrenamientos, pero... «Es sólo hasta que Gustavo se cure», concluyó Joaquina, decidida a llevar a cabo su plan.

Así es que, cuando el chico llegó a casa al mediodía, le comunicó sin rodeos lo que había decidido y, como a juzgar por la expresión de su rostro él parecía no acabar de entenderlo, Joaquina le explicó:

—Es por Gustavo, ¿entiendes? Cuando se ponga bien volverás a jugar al fútbol.

Fernando sintió un frío helado paralizándole las piernas. Sabía que si faltaba a los entrenamientos pondrían a otro en su lugar y todos sus esfuerzos habrían sido en vano.

—No, no quiero —se negó el muchacho.

—No se trata de que lo quieras. Si en algo te importa tu hermano, es el momento de hacer algo por él —lo apremió Joaquina, a sabiendas de que su hijo no era de los que solían protestar.

Fernando se sintió tan solo, desamparado y perdido como si se encontrara en un lugar alejado y desconocido. Claro que él deseaba ayudar a su hermano, pero...

—Debemos hacerlo, él nos necesita, está enfermo —insistió su madre.

Fernando apretó los puños y asintió con la cabeza.

A partir de aquel día no volvió a pisar el campo de fútbol. Joaquina fue en su lugar para comentárselo al entrenador. Y éste no dudó en mostrar su desacuerdo. Argumentó, de forma convincente, que Fernando tenía aptitudes y que era una gran equivocación negarle esa oportunidad. Pero Joaquina continuó en sus trece. Nada la haría cambiar de opinión.

—¿Dónde iré a trabajar?

Aunque aún no había decidido nada al respecto, Joaquina también pensaba en ello, y barajaba la posibilidad de que don Cayetano quisiera cogerlo como ayudante en la carnicería. Si Martha intercedía en su favor, estaba convencida de que él accedería sin rechistar. Así que, a la primera oportunidad, Joaquina aprovechó para hablar con Martha.

—He ido a la clínica y tengo los precios —le dijo—. Es mucho más cara de lo que imaginaba.

—¡Qué sinvergüenzas, che! ¡Como si sólo los ricos tuvieran derecho a curarse! Y los pobres, ¿qué? ¿Que nos parta un rayo? —protestó airadamente.

—Eso parece.

—¿Y qué pensás hacer?

—Llevarlo, sea como sea. Y para eso necesito que me ayudes. He pensado que tal vez don Cayetano podría hacerme el favor de coger a Fernando por las tardes, como ayudante en la carnicería, aunque no le pagara mucho.

—¡Pero estás loca de remate! ¿Querés fastidiarle la vida al pobre muchacho? Fernando necesita tiempo para estudiar, para hacer sus cosas...

—Sería hasta salir del paso.

—No sé... —dudó Martha, que no llegaba a verlo del todo claro. Pero tanto insistió Joaquina que, aunque sin estar totalmente convencida, le prometió que hablaría con Cayetano.

—No sabes cuánto te lo agradezco.

—Mirá que sos cabeza dura. Nunca vas a aprender. Si lo hago es porque quiero, no para que vos me lo tengás que agradecer.

Entonces dejó a Joaquina cosiendo y se fue a la carnicería. Por fortuna, en aquel momento no había clientes, así es que pudieron hablar con tranquilidad, sin que oídos curiosos estuvieran pendientes de su charla.

—Querido, tengo que pedirte una cosa, pero no me podés decir que no.

—En ese caso, no hay más que hablar: sí.

—No te pongás mimoso que te agarro a besos aquí mismo, te lo aviso, ¿eh?, así es que andáte con cuidadito.

—Las amenazas no me asustan —replicó él, sonriendo bonachonamente.

—Mejor vayamos al grano porque me harías perder la cabeza. ¡Qué hombre, oh! —exclamó Martha y, tras una pausa, dijo—: Se trata de Joaquina, ¿sabés? Está en un lío terrible, pobrecita, y necesita que Fernando trabaje por las tardes, a la salida del colegio. ¿No es cierto que vos podrías tenerlo aquí como ayudante?

—Claro que sí —respondió don Cayetano de inmediato.

—Querido, sos un amor. Dejáme que te dé un beso.

—Bueno, pero sólo uno.

—Pero, che, ¡qué tacaño! ¿Tenés miedo de que se te gasten los labios?

—No sé, pero más vale andar con cuidado —siguió con la broma don Cayetano.

—Pues ya verás la que te espera cuando llegués a casa; preparáte —le advirtió Martha, y se marchó. Corrió a decirle a Joaquina que al día siguiente su hijo podía empezar a trabajar.

Y, en efecto, al día siguiente a partir de las cinco Fernando contaba con una nueva ocupación. Como aún no tenía experiencia con los cuchillos ni con los cortes de la carne, de momento se encargaría de atender el teléfono, de llevar encargos...

«Bien, ahora sólo me queda encontrar a Gustavo», se dijo Joaquina, y como ella estaba convencida de que aquellas misteriosas llamadas eran del propio Gustavo, pensó que se las apañaría para dar con él.

Lo primero que hizo fue aumentar el volumen del teléfono, para oírlo si llamaban aunque estuviera trabajando en casa de Martha. Luego, esperó. Mas no fue una espera demasiado larga pues, al cabo de cinco días, mientras estaba en la ducha, oyó que el teléfono sonaba dos veces, colgaban, y poco después volvían a llamar. Entonces Fernando lo cogió.

Aunque desde el baño no pudo oír lo que decían, tampoco le importó. Le bastaba con estar alertada de que habían marcado un encuentro que, sin duda, sería ese mismo día o, a lo sumo, al siguiente.

Se vistió todo lo deprisa que pudo y poco después salió del baño. Entonces, con el rabillo del ojo alcanzó a ver que Fernando estaba en la cocina, y al parecer cortaba un trozo de carne que había sobrado del mediodía.

«¿Será para Gustavo?», se preguntó Joaquina, preocupada con la idea de que incluso podría estar pasando hambre.

Tuvo que hacer un considerable esfuerzo para no decir nada, y enfiló hacia su habitación. Allí aguardó impaciente, tratando de seguir todos los movimientos de Fernando.

Y, poco después, éste dijo:

—Vuelvo dentro de un rato. Adiós.

Joaquina no sabía si preguntarle a dónde iba o si sería preferible dejarle marchar sin más. Debía de comportarse de manera natural, para no ponerlo sobre aviso. Y acabó por mantener la boca cerrada. Ni siquiera se despidió.

Pero, en cuanto Fernando cerró la puerta tras de sí, ella se apresuró a seguirlo, decidida a verse las caras con Gustavo de una vez por todas.

Apoyó la oreja contra la puerta para oír el ruido de los pasos alejándose, pero entonces advirtió que en lugar de bajar la escalera, subía hacia el terrado. Entonces recordó que allí había un cuarto trastero que casi ningún vecino utilizaba, y se preguntó si Gustavo lo usaría para esconderse.

Al cabo de unos minutos, ya sin poder aguantar por más tiempo, también ella se encaminó hacia la azotea. Subió paso a paso y, al llegar junto a la puerta, presionó el picaporte con fuerza y abrió con gesto decidido, para sorprenderlos. Su sorpresa fue mayúscula al ver a Fernando de rodillas en el suelo, dándole de comer al pequeño gato que le habían regalado.

Joaquina sintió tanta vergüenza que hubiera deseado que la tierra la tragara. Miraba a Fernando y luego al gato, y nuevamente a Fernando y otra vez al gato, que devoraba la carne que su amo le había llevado.

Ella, rígida como un palo, no sabía qué decir, hasta que finalmente, preguntó:

—¿Sabes dónde está Gustavo, verdad?

—No.

—Sí que lo sabes, y me lo vas a decir —lo apremió avanzando hacia él, como si tuviera la intención de cogerlo, pero Fernando se escabulló por debajo del brazo y bajó las escaleras como una flecha.

Joaquina no dudó en salir disparada tras él, pero sus piernas no eran tan ágiles. Fernando parecía volar y cada vez le sacaba más ventaja. Cuando llegó a la calle, sin mirar siquiera hacia atrás, corrió hasta la esquina más próxima. Entonces, sin detenerse en su huida, se lanzó calle abajo, convencido de que su madre no podría darle alcance.

En efecto, tan sólo poner un pie en la acera y mirar hacia uno y otro lado, Joaquina reconoció que se le había escapado. Entonces se dijo con rabia que quizás había perdido sin remedio la posibilidad de que Fernando la condujera hasta Gustavo, pues ahora estaba alertado y actuaría con mayor cautela.

Dio media vuelta y, mientras subía lentamente, con la manga se secó las lágrimas.

A todo esto, ya casi sin aliento, Fernando se dejó caer en el banco donde solía encontrarse con Gustavo, y haciendo lo imposible por serenarse, aguardó a que su hermano se presentara.

NUEVE

Gustavo se alejó corriendo y Fernando quedó inmóvil en el banco. Estaba paralizado, pálido y los labios le temblaban.

No podía olvidarse de la violencia con que su hermano lo había tratado, ni del tono amenazador que había utilizado para pronunciar cada palabra. En su cabeza resonaba una y otra vez: «¡Tienes que hacerlo! ¡Lo necesito!». Pero, al mismo tiempo, algo dentro de él le decía: no.

Sentía miedo.

Cerró los ojos mientras metía las manos entre las piernas, como si las tuviera heladas y necesitara calentárselas. Así estuvo un buen rato hasta que, por fin, se levantó y echó a andar, presa del desánimo.

Al llegar a casa y encontrarse con su madre se sintió aún peor, por lo que se fue a su habitación sin decir una palabra y cerró la puerta. Luego se tendió en la cama y escondió el rostro bajo la almohada.

Pasó la noche prácticamente en vela, pues cada vez que lograba conciliar el sueño, lo asaltaban unas pesadillas tan terribles que lo hacían despertar angustiado. Así una, y otra, y otra vez...

Por la mañana, antes de marcharse al instituto, necesitó ir un par de veces al baño, aquejado de unos molestos retortijones causados por los nervios. Por la tarde, luego de comer, se sintió aún peor. Y aunque el dolor no cedía, de todos modos decidió ir a trabajar.

—Buenas tardes —lo saludó don Cayetano al verlo.

—Hola —respondió Fernando, evitando mirarlo de frente, y rápidamente fue a ocuparse de su tarea.

Don Cayetano no le dio demasiada importancia al hecho de que Fernando mostrara tan pocos deseos de hablar y continuó troceando la carne. Poco después se presentaron los primeros clientes y a partir de aquel momento fue un constante ir y venir de gente hasta la hora de la telenovela, entonces la carnicería solía quedar desierta. Como don Cayetano lo sabía sobradamente, aprovechaba ese respiro para ir al bar a tomar un cortado sin prisas. Principalmente desde que contaba con un buen ayudante.

—Voy al bar —anunció mientras se quitaba el delantal; luego, cogió dinero de la caja y se marchó con la parsimonia que le era habitual.

Fernando lo observó alejarse y al comprobar que entraba en el bar, paso a paso se aproximó a la caja. Éste era el momento para coger parte del dinero, tal como le había ordenado Gustavo.

Con mano temblorosa pulsó un botón y la caja se abrió. Entonces, más lívido que un espectro, con las rodillas que parecían no tener fuerza ni para sostenerlo, agarró casi todos los billetes y rápidamente se los metió en el bolsillo. Mientras lo hacía, levantó la mirada, pues tenía la impresión que Gustavo lo observaba de lejos. Luego, con movimientos torpes cogió una escoba y se puso a barrer.

Así lo encontró don Cayetano cuando regresó.

—Toma, te he traído un café con leche y un bollo para que meriendes.

—Gracias —respondió Fernando a media voz, mirando con el rabillo del ojo a don Cayetano, que se dirigía a la caja para guardar las monedas que le habían sobrado.

Don Cayetano se percató en seguida de que allí faltaba dinero. Permaneció unos segundos indeciso, pues no sabía si encararse con Fernando y preguntarle qué había sucedido, o si sería preferible quedarse con la boca cerrada, aguardando a que fuera él quien dijera algo.

Aunque la expresión de su rostro le había cambiado, a pesar de que sus labios repentinamente se habían puesto tensos, no hizo comentarios. Se limitó a cerrar la caja como si allí no hubiera pasado nada, y luego se puso el delantal.

«No se ha dado cuenta», concluyó Fernando, pero eso no le devolvió la paz. El dinero le pesaba en el bolsillo, era más fuerte que él, más poderoso que todo cuanto pudiera decirle Gustavo.

Ya no confiaba en su hermano, pues sabía que prometía en vano, como cuando le aseguró que en un par de días le devolvería las joyas, y no lo hizo jamás.

Así es que, decidido a no seguir adelante, tomó una decisión: la más difícil de su vida. De repente, se llevó la mano a la cabeza y, golpeándose la frente con ella, exclamó:

—Ah, don Cayetano, se me había olvidado. Tome el dinero —le dijo mientras se lo entregaba—. Es que rondaba por aquí un muchacho bastante sospechoso y pensé que lo mejor sería esconderlo.

—Has hecho muy bien, eres un chico muy listo. Suerte la mía de tenerte como ayudante —lo felicitó don Cayetano, aun sabiendo que no decía la verdad. Y aunque le bastaba con reconocer que Fernando se había arrepentido de lo que había hecho para comprender que seguramente ya no lo volvería a intentar, nunca más dejaría tanto dinero al alcance de su mano.

Así pues, el asunto quedó zanjado, y en cuanto la novela de la tele finalizó su capítulo diario, la carnicería nuevamente se llenó a rebosar y ellos ya no tuvieron ni un momento de respiro. Todos parecían tener muchísima prisa y exigían ser atendidos con premura.

Pero, mientras atendía a un cliente, o le llevaba el pedido a la vecina del tercero segunda, o le cobraba a otra, Fernando estaba cada vez más convencido del acierto de la decisión que había tomado y, aunque sabía que le costaría mucho, no pensaba dar marcha atrás.

Por ello, en cuanto cerraron y don Cayetano le indicó que podía marcharse, Fernando salió pitando hacia su casa. Encontró a su madre en la cocina que, como siempre a aquellas horas, estaba preparando la cena.

—Ya casi está —le hizo saber al verlo entrar.

—Tengo que hablar contigo —le dijo él con voz firme, apoyado contra el marco de la puerta.

—¿Qué sucede?

—Sé cómo dar con Gustavo.

Joaquina apagó el fuego y después, cogiendo a Fernando de la mano, fueron a sentarse a la sala. Se pusieron frente a frente, y tan próximos que sus cabezas casi se tocaban. Entonces, hablando con un hilo de voz, Fernando confesó:

—Esta tarde, alrededor de las ocho, estará en la plaza del Sol.

—¿Tú tenías que verte con él?

—Sí.

—¿Para qué? —quiso saber Joaquina.

—Me pidió que cogiera dinero de la carnicería y se lo llevara.

«¡No es posible! ¿Cómo es capaz de hacer una cosa así?», se dijo Joaquina con rabia, esforzándose por contener su ira. Entonces, con voz temerosa, preguntó:

—¿Lo has cogido?

—Sí..., pero enseguida me he arrepentido y se lo he devuelto a don Cayetano.

—¡No sabes cuánto me alegro! —exclamó Joaquina, aliviada—. Has hecho muy bien. Dándole ese dinero a Gustavo no lo hubieras ayudado.

—¿Y ahora qué vamos a hacer? —preguntó Fernando, que ya casi se sentía orgulloso de la decisión que había tomado.

—No lo sé... —respondió Joaquina, pues en verdad estaba hecha un lío.

Por un momento consideró que lo más indicado sería que ella se presentara en la plaza para hablar con Gustavo. Pero pronto reconoció que si no deseaba verla, huiría en cuanto apareciera, y volver a encontrarlo sería entonces más difícil.

Debía obrar con extremada cautela para no desaprovechar la oportunidad.

Tras mucho pensarlo, después incluso de comentarlo con Martha, optó por la salida menos agradable, pero que consideró más segura. Entonces, aunque con un nudo en el estómago por verse obligada a hacerlo, llamó a la jefatura para informarles de cuándo y dónde podrían hallar a Gustavo.

—Gracias por avisarnos. Tan pronto sepa algo me comunicaré con usted —prometió el comisario.

Joaquina le dio también el nombre y la dirección de la clínica a la que debían llevarlo y luego colgó. Martha, que estaba a su lado y que había escuchado con interés cada una de sus palabras, la rodeó con sus brazos, mientras decía:

—No te mortifiqués más, che, pensá que lo hiciste por su bien.

—Aun así, me siento como si hubiera cometido una traición.

—Ojalá todas las traiciones fueran como ésa, ¡ah!, qué distinto sería entonces el mundo —exclamó Martha, y fue a preparar el mate.

Joaquina tomó unos cuantos mientras acababa de coser un vestido pero, así que dio la última puntada, pese a que aún no eran las siete, se fue a casa.

También Fernando se dio prisa en regresar en cuanto don Cayetano le dio permiso para marcharse. Y, sentados él y su madre junto al teléfono, aguardaron.

Fue una espera larga y tensa, hasta que, minutos antes de que dieran las diez, sonó el teléfono. Joaquina lo cogió rápidamente.

—¿Sí?

—Buenas noches; soy el comisario García...

—¿Qué ha pasado? ¿Ha ido todo bien? —lo interrumpió Joaquina sin darle tiempo a que pudiera continuar.

—Sí, dentro de lo que cabe.

—¿Cómo ha reaccionado Gustavo?

—Ya puede usted imaginárselo; no se ha mostrado demasiado convencido de que lo ingresáramos.

—Espero que tarde o temprano entienda que es por su bien.

—Confiemos en ello —respondió el comisario, y luego agregó—: El doctor Visiedo me ha comentado que necesita hablar con usted lo antes posible.

—Mañana, sin falta, pasaré a verlo —aseguró Joaquina, y luego se despidieron.

Al día siguiente abrió los ojos sobresaltada antes de que sonara el despertador. Sin poder aguantar ni un minuto más en la cama, se levantó y, poco después, salía rumbo a la clínica.

El doctor Visiedo aún no había llegado, por lo que la hicieron pasar a una sala de espera. Allí se estuvo una hora larga, hasta que la avisaron que el doctor la aguardaba en su despacho.

Fue, lo que suele decirse, una visita de médico, pues la conversación no duró ni diez minutos. El doctor le explicó en cuatro palabras el tratamiento específico que iba a recibir Gustavo, pero el principal motivo de la entrevista era decirle que las semanas debían pagarse por adelantado.

—Lo siento, qué descuidada soy —se disculpó Joaquina—. No he traído el dinero.

—Es igual, puede hacerme un talón.

—No..., no lo tengo aquí. Pero esta misma tarde se lo traeré.

—Bien... —aceptó el doctor Visiedo.

Y aquella tarde, cuando Joaquina regresó con el dinero, la recepcionista se encargó de cobrarle. Y, como ésta no la intimidaba tanto como el doctor, Joaquina se atrevió a preguntarle:

—¿Son muy largas las curas?

—Depende del paciente.

—Ya..., claro. Pero..., los resultados son buenos, ¿verdad?

—Sí...

Entonces, como sabía de sobra que por nada del mundo Gustavo deseaba que ella fuera a verlo, le dijo:

—¿No la molestaré si llamo preguntando por mi hijo?

—Claro que no. Puede hacerlo cuantas veces quiera.

A partir de entonces, Joaquina llamaba por la mañana y también por la noche, cuando regresaba de casa de Martha. Pero, aunque ella preguntaba una y otra vez cómo estaba Gustavo, nunca le daban una respuesta demasiado clara. «Aún es muy pronto para saberlo.» «Estamos haciendo todo lo posible.» «Es preciso esperar.» Eran las respuestas que recibía. Todo resultaban evasivas, como si no estuvieran demasiado convencidos de que Gustavo llegara realmente a curarse.

Así transcurrió una semana, al cabo de la cual le notificaron que debía presentarse para efectuar el nuevo pago. Y, como el dinero que había reunido no le alcanzaba, tuvo que recurrir a Martha.

—Querida, encantada de poder ayudarte —y se lo prestó sin problemas, pues desde que estaba casada, sus apuros económicos se habían resuelto.

—Cuando todo esto se arregle, tendré que trabajar varios años para devolverte lo que te debo.

—Déjate de decir pavadas, ¿querés? ¡Sos una pesada, grrrr!

Con el dinero en el bolso, ya de camino a la clínica, Joaquina pensaba que al ir personalmente a buen seguro el doctor Visiedo la atendería y quizá fuese un poco más explícito en sus comentarios. Pero se equivocó de medio a medio: al doctor Visiedo ni siquiera lo vio.

«Bueno, mientras cure a Gustavo», se dijo resignada, sin sospechar lo que realmente iba a suceder.

Resulta que, un par de días más tarde, Joaquina recibió una llamada de la clínica y, con sólo oír la voz de la recepcionista pidiéndole que aguardara un momento pues el doctor Visiedo quería hablar con ella, tuvo un mal presentimiento sin saber por qué, y no se equivocaba.

—He de darle una noticia poco agradable —comenzó diciendo el doctor.

—¿Qué... ha... sucedido? —preguntó Joaquina, con voz entrecortada.

—Gustavo ha burlado la vigilancia de los enfermeros y se ha escapado —contestó el médico como si tal cosa, con tanta naturalidad que Joaquina quedó de lo más desorientada.

—¿Pero cómo? ¿Cómo ha podido suceder? —acertó a preguntar.

—Aprovechó el momento del baño.

—¿Y ahora qué voy a hacer? —exclamó, ya al límite de sus fuerzas.

Más que nunca necesitaba que le tendieran una mano.

—Recurra a la policía —respondió el doctor con voz displicente.

—Pero si yo... si ellos... ¿No se acuerda?

—¿Cómo dice? —preguntó el doctor con el mismo despiste.

—Nada, ya me las arreglaré —y Joaquina colgó.

Fernando regresó al cabo de un buen rato, y la encontró sentada en la sala, llorando desconsolada. Aunque no le fue difícil adivinar el motivo, de todos modos le preguntó con voz suave:

—¿Qué te pasa?

—Gustavo se ha escapado —gimió ella, que a duras penas conseguía hablar—. ¡Y ya no sé que más puedo hacer! —exclamó con un grito de angustia, al tiempo que las mejillas se le encendían y se le hinchaban las venas del cuello—. ¡No puedo más! —y comenzó a chillar con todas sus fuerzas, sin poder controlarse, andando de un lado a otro como quien ha perdido la razón.

Fernando la miraba muy asustado, no sabía qué hacer, hasta que de repente corrió a casa de Martha en busca de auxilio.

Martha acudió de inmediato y, viendo a Joaquina en aquel estado, no dudó en sujetarla por los hombros y darle dos sonoras cachetadas, al tiempo que le decía:

—Serenáte, che, tratá de tranquilizarte —y girándose hacia Fernando, le pidió—: Traéme un vaso de agua, apuráte.

Fernando salió disparado hacia la cocina y cuando volvió con el vaso, Martha lo acercó a los labios de Joaquina para que bebiera.

—¡No quiero! —protestó ella, forcejeando con la cabeza.

—¿No querés tragártela?, pues tomá —le dijo Martha, y se la lanzó a la cara.

¡Santo remedio! Joaquina se sobresaltó e incluso se le cortó la respiración, pero en seguida se tranquilizó. Entonces ocultó el rostro entre las manos y lentamente se dejó caer en el sillón.

Martha iba a sentarse a su lado, pero luego lo pensó mejor y, acercándose a Fernando, le pidió:

—No la perdás de vista —y se encaminó a la cocina para prepararle una infusión de tila bien cargada.

Poco después, con la humeante taza entre las manos, regresó junto a Joaquina, y en tono jocoso le ordenó:

—Tómatela a sorbitos, y ojito con no hacerme caso porque sabés lo que te puede pasar, ¿eh?

—Y tanto —replicó Joaquina, aún con los pelos empapados.

Fernando, de pie en medio de la sala como si no se atreviera a acercarse, las observaba con el susto aún reflejado en su mirada, sin atinar a pronunciar palabra.

Martha, viéndolo así de indefenso, recordó aquellos árboles solitarios que nacen en medio del campo y viven a merced del viento. Pero, aunque sentía muchísima lástima por él y tenía ganas de hacérselo ver a Joaquina, se tragó las palabras reconociendo que aquél no era el momento adecuado.

Mas se prometió que a la primera oportunidad hablaría seriamente con Joaquina. Lo hizo al día siguiente, en cuanto ésta se presentó en su casa para trabajar. Sin desviar la vista de la costura, como quien no quiere la cosa, preguntó:

—Decime, ¿ya pensaste lo que vas a hacer?

—¿Te refieres a Gustavo?

—Sí...

—¿Qué quieres que haga? Tratar de encontrarlo...

Martha dejó el vestido que tenía entre las manos. La actitud de Joaquina le hacia perder la paciencia, y, encarándose a ella, le soltó:

—Perdonáme si me meto donde no me llaman, pero vos me conocés y sabés que si no hablo reviento. A mi me parece que si Gustavo no recapacita y cambia, es inútil que corrás detrás de él. Es tiempo perdido. Es como darle galletitas a los chanchos.

—¿Me estás diciendo que lo abandone a su suerte? ¿Que no piense más en él?

—No, che, faltaba más. Lo único que te pido es que pensés con la cabeza y que te ocupés un poco más de Fernando. El pobre chico está muy desorientado, ¿o es que acaso no lo ves?

—Gustavo es quien más me necesita —replicó Joaquina con voz rotunda.

—Entonces permitíme que te pida una cosa, sé buenita y dejáme traer a Fernando a casa y ocuparme de él, así no será un peso para vos y aquí estará más tranquilo.

—No...

—Sos una egoísta —exclamó Martha—. No ves que Fernando ya no tiene casa, ni madre, ni sosiego... Si seguís así, lo vas a perder también a él, ¿no te das cuenta?

Claro que se daba cuenta, pero le costaba reconocerlo.

Joaquina pasó la noche sentada junto a la ventana, con la mirada perdida entre las sombras de la calle. Las palabras de Martha le habían calado hondo y para sus adentros reconocía que quizá tenía razón.

Tan ensimismada estaba en sus pensamientos que perdió la noción del tiempo; por ello se sorprendió tanto cuando divisó a lo lejos las primeras luces del amanecer. Pensó entonces en irse a la cama pero, antes de iniciar el menor gesto para levantarse, consideró que ya no valía la pena, y continuó allí sentada.

Inmóvil, como si todas sus fuerzas la hubieran abandonado, oyó que Fernando se levantaba, que iba al baño, que entraba en la cocina y se marchaba, sin siquiera haberle dicho buenos días, sin un adiós siquiera. Martha tenía razón. Estaba perdiendo también a Fernando.

Continuó junto a la ventana, mirando sin ver, y poco le importó que fuera la hora de ir a trabajar porque no pensaba hacerlo. No quería moverse de allí. No podía. Y así fue pasando el tiempo.

Por momentos el cansancio la vencía y entornaba los párpados, pero pronto los volvía a abrir, hasta que nuevamente se le cerraban.

De pronto, sin que hubiera podido precisar qué hora sería, sin saber exactamente si se trataba de un sueño, creyó oír ruido de llaves. Lentamente giró la cabeza y vio que alguien abría la puerta y entraba de puntillas.

—¡Gustavo! —exclamó Joaquina. Entonces sí pudo levantarse.

Pero él, al sentirse descubierto, giró sobre sus talones y escapó precipitadamente.

—¡Espera! ¡Ven! —le gritó, corriendo hacia la puerta.

Al asomarse al rellano alcanzó a verlo huyendo escaleras abajo.

Y, sin pensárselo demasiado, salió tras él.

—¡Gustavo! —volvió a llamarlo, y él como si no la oyera.

Entonces, en medio de un tramo de la escalera, repentinamente Joaquina se detuvo y con un hilo de voz reconoció: «Es inútil que corra. Aunque pudiera pillarlo, de nada serviría».

Antes incluso de que Gustavo alcanzara la puerta de la calle, Joaquina dio media vuelta y regresó a casa. Estaba a punto de entrar, cuando de pronto oyó un maullido lejano. Se detuvo pensativa. Estaba indecisa, no sabía si seguir el impulso que sentía o si hacer oídos sordos a aquella voz interior.

«Si el temor no me hubiera paralizado, si hubiera dicho lo que pensaba y hubiera plantado cara a los problemas, seguro que hoy todo sería muy diferente», se dijo, apesadumbrada.

Permaneció un momento quieta, mirando al suelo, hasta que, segura de haber dado por fin con el camino que tanto anhelaba, se encaminó hacia el terrado en busca del gato.

—Hola, minino —le dijo al cogerlo, pues no sabía cómo se llamaba. Es que no le había preguntado a Fernando qué nombre le había puesto. Y se lo llevó para casa sujetándolo contra su pecho.

Lo dejó en la cocina y poco después volvió a salir. Con paso rápido se encaminó a la ferretería y compró una cerradura, la más segura y resistente que encontró.

Luego regresó a casa y ella misma, aunque no era especialmente hábil para esos menesteres y le habían advertido que cambiar una cerradura no era tarea fácil, se encargó de colocarla.

Mientras apretaba con fuerza los tornillos, no paraba de hacer planes: «Mañana mismo Fernando volverá a entrenar. Hablaré con don Cayetano para darle las gracias por el favor...».

Cuando Fernando llegó, ella aún no había acabado y el chico, extrañado, le preguntó:

—¿Qué haces?

—Ya lo ves.

—Pero... ¿por qué?

—A partir de ahora, las puertas de esta casa estarán cerradas para Gustavo. Si quiere entrar, tendrá que llamar. Y si quiere nuestra ayuda, tendrá que pedírnosla.

Fernando iba a comentar algo, pero en ésas se presentó el gato maullando de hambre y, a causa de la sorpresa, se le olvidó lo que iba a decir. En su lugar exclamó:

—¡Titina!

Sólo entonces descubrió Joaquina que se trataba de una gata. Una gata juguetona y sin raza. Joaquina y Fernando se encaminaron a la cocina para prepararle un poco de comida. Necesitaban mimarla y cuidar de ella para que Titina pronto comprendiera que aquélla era su casa, para comprender ellos mismos que aquélla volvía a ser su casa de siempre.

ÍNDICE

Efectos especiales

Jordi Sierra i Fabra

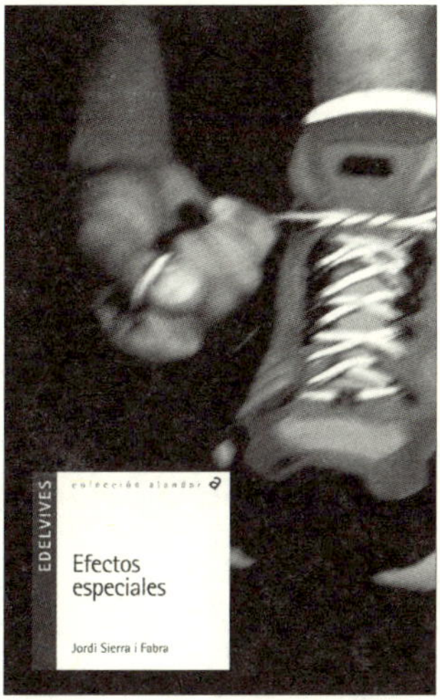

ALANDAR, +14 n.º 149. 212 págs.

Antonio, un joven barcelonés, es considerado un prodigio del atletismo. Con 17 años logró dos importantes marcas en 1 500 metros, pero a lo largo del último año no ha seguido progresando. Ahora se enfrenta a la carrera que le puede dar una plaza para acudir a los juegos olímpicos, pero el miedo al fracaso está muy presente, sobre todo por la presión de su familia, sus amigos y compañeros deportivos. Antonio va a tener que tomar algunas decisiones trascendentales para su futuro deportivo y vital.